La première guerre
de Toronto

DU MÊME AUTEUR

Roman adulte

Les géniteurs, Ottawa, Le Nordir, 2001, coll. «Rémanence».

Les exilés, Ottawa, Le Nordir, 2003, coll. «Rémanence».

L'eau de vie (Uisge beatha), Ottawa, Éditions David, 2008, coll. «Voix narratives et oniriques».

Roman jeunesse

Le secret de l'île Beausoleil, Montréal, Éditions Pierre Tisseyre, 1991, coll. «Conquêtes», n° 15.

Le prochain pas, Ottawa, Centre franco-ontarien de ressources pédagogiques, 1997, coll. «À nous deux».

Le pari des Maple Leafs, Montréal, Éditions Pierre Tisseyre, 1999, coll. «Conquêtes», n° 73.

Fait à l'os !, avec collectif de jeunes auteurs, Regina, Éditions de la Nouvelle Plume, 2001.

Les mordus de la glace, Ottawa, Centre franco-ontarien de ressources pédagogiques, 2006, coll. «QUAD9», n° 1.

Une tournée d'enfer, Ottawa, Centre franco-ontarien de ressources pédagogiques, 2006, coll. «QUAD9», n° 2.

Histoire

La Huronie, Ottawa, Centre franco-ontarien de ressources pédagogiques, 1984. Manuel d'histoire.

La Crise scolaire de Penetanguishene : Au-delà des faits, il y a… un historique sommaire et analytique, 1976-1989, en collaboration avec Micheline Marchand, Penetanguishene, L'Imprimeur du Fief de la Huronie, 2004. Ouvrage historique.

Daniel Marchildon

La première guerre de Toronto

Les Éditions
David

Catalogage avant publication de Bibliothèque et Archives Canada

Marchildon, Daniel
   La première guerre de Toronto / Daniel Marchildon.

(14/18)
ISBN 978-2-89597-150-4

   1. Épidémie de grippe espagnole, 1918-1919—Ontario—Toronto—Romans, nouvelles, etc. I. Titre. II. Collection : 14/18

PS8576.A6356P74 2010   C843'.54   C2010-904719-2

Les Éditions David remercient le Conseil des Arts du Canada, le Secteur franco-ontarien du Conseil des arts de l'Ontario et la Ville d'Ottawa. En outre, nous reconnaissons l'aide financière du gouvernement du Canada par l'entremise du Programme d'aide au développement de l'industrie de l'édition (PADIÉ) pour nos activités d'édition.

Conseil des arts Canada Council
du Canada for the Arts

ONTARIO ARTS COUNCIL
CONSEIL DES ARTS DE L'ONTARIO
an Ontario government agency
un organisme du gouvernement de l'Ontario

Ottawa

Les Éditions David   Téléphone : 613-830-3336
335-B, rue Cumberland   Télécopieur : 613-830-2819
Ottawa (Ontario) K1N 7J3   info@editionsdavid.com
www.editionsdavid.com

À tous ces hommes et ces femmes
qui ont vaillamment risqué leur vie
au front de la guerre menée contre la maladie.

À Micheline, pour avoir allumé la bougie
qui m'a éclairé et guidé sur le sentier
de l'écriture de ce roman.

PARTIE I
Choisir sa voie

1.

Le vendredi 15 septembre 1916

— … Trois, quatre, cinq…

La voix de l'arbitre réverbère dans son oreille, l'exhorte à quitter le sol où il est pourtant si bien.

— *Come on, Bouvier. Get up!*

— … six, sept, huit…

Napoléon Bouvier se lève un peu trop vite. Sa tête tourbillonne. À quelques pas de lui, Alfonso Bunnelli, un boxeur du nouveau quartier italien, l'attend, courbé comme un cobra, prêt à bondir de nouveau et à lui asséner une autre droite qui l'enverra au tapis pour de bon cette fois. La rumeur au sujet de l'Italien se confirme : il cogne non seulement fort, mais vite.

Ding, ding.

La cloche retentit pour signaler la fin du troisième round. Napoléon, toujours étourdi, se traîne jusqu'au coin où son entraîneur, Fred Bélanger, l'installe sur un tabouret. Rapidement, il lui prodigue des soins et le jeune boxeur reprend ses esprits.

— Tu feins pas assez, Napoléon. Danse plus si tu veux éviter les coups sur la gueule. L'Italien s'emporte quand il attaque. Il se laisse ouvert. Dans ce temps-là, cogne.

Napoléon acquiesce par un geste de la tête. Même s'il a très mal, il ne se sent pas fatigué et peut encore danser. La cloche sonne une fois de plus.

«Déjà? pense Napoléon. Un autre trente secondes et j'aurais été prêt.»

Néanmoins, le boxeur se lève et se rend au centre du ring affronter Bunnelli. Les coups pleuvent. Napoléon guette ses ouvertures tout en essayant de s'esquiver de la droite de son adversaire qui continue à s'abattre impitoyablement sur lui. Soudain, il éprouve une brûlure pénible sur sa lèvre supérieure. Son rival vient de le toucher. Dans sa bouche, il goûte du sang. Il se place contre les cordes et se réfugie derrière ses gants levés devant son visage. Bunnelli, frustré, cogne contre le ventre de Bouvier jusqu'à ce que l'arbitre l'éloigne.

Napoléon baisse les gants et reprend sa position de combat. Le temps d'une seconde, son œil parcourt la foule où il reconnaît Thomas et quelques autres amis de son travail. Cependant, le visage qu'il cherche n'est pas là…

2.

Elle ne vient pas à bout de se décider. Aller au match ou non? La seule fois qu'elle a osé se présenter à un match de Napoléon, la violence de l'affrontement l'avait estomaquée au point où elle s'était presque évanouie. En plus, de nombreux travaux scolaires retiennent l'attention de Corine Sirois, notamment un examen de latin à préparer pour le lendemain.

Les traits de son visage joufflu, encadré par de beaux cheveux châtains, se renfrognent. Les yeux pétillants de la jeune étudiante vont du livre de latin au calendrier sur le mur de la chambre qu'elle partage avec ses deux petites sœurs, Simone et Albertine. La date du 16 septembre, la fête de Napoléon, est encerclée.

Sa présence au match encouragera-t-elle Napoléon à poursuivre cette vocation qu'elle souhaiterait le voir abandonner ? Or, elle ne peut pas laisser passer son anniversaire de naissance sans lui faire ce cadeau.

Son destin et celui de son ami de cœur ont beaucoup changé depuis qu'ils ont quitté les bancs de l'école du Sacré-Cœur de la rue Sackville dans l'est de Toronto. À quatorze ans, Napoléon a pris le chemin de la fabrique Gendron et Corine, celui de l'école secondaire publique anglaise, la seule que ses parents ont les moyens de payer, parce qu'elle est gratuite.

Corine se consacre corps et âme à ses études. Elle aurait pu se contenter de travailler dans le magasin général de son père de la rue Queen en attendant de se marier. Mais elle caresse le rêve de suivre une formation d'enseignante, en fait, de retourner à son ancienne école élémentaire. Elle enseignera, soit toute sa vie, ou jusqu'à ce qu'elle se fasse demander en mariage, si jamais…

Même si sa vocation demeure un métier ingrat, difficile et mal payé, la jeune femme a la conviction que les enfants de l'école du Sacré-Cœur ont besoin d'une enseignante comme elle, d'une francophone. Dans un an, elle aura décroché son diplôme d'études secondaires.

Ce soir, ses années à l'école du Sacré-Cœur lui semblent bien loin, un agréable souvenir. Une pédagogue naturelle, à l'école, elle aidait ses camarades de classe avec leurs leçons d'anglais et de français. Corine, qui a le don des langues, avait appris l'anglais facilement. La plupart des autres dans sa classe, nés comme elle à Toronto, parlaient bien cette langue apprise dans la rue, mais l'écrivaient mal. D'ailleurs, ils ne rédigeaient pas beaucoup mieux en français, et certainement pas aussi bien qu'elle.

« J'ai de la chance », se répète la jeune femme souvent. Au moins elle a pu compléter ses études élémentaires en français. Pour les enfants inscrits à l'école du Sacré-Cœur depuis 1912, ce n'est pas le cas. Le Règlement XVII, adopté voilà quatre ans par le gouvernement de l'Ontario, oblige toutes les écoles bilingues de la province à arrêter l'enseignement en français à compter de la troisième année. Cette injustice motive Corine à vouloir enseigner le français, même si c'est en cachette, et à valoriser la langue maternelle et la culture des élèves. Ainsi, elle pourra aider cette génération d'écoliers à conserver leur identité canadienne-française.

Les questions se bousculent à nouveau dans sa tête. « De quoi les Anglais ont-ils si peur ? Après tout, les Italiens sont aussi nombreux que les Canadiens français à Toronto. Si nous apprenons notre langue à l'école, comment cela peut-il menacer la majorité de langue anglaise ? » Mais ses interrogations restent sans réponse.

D'un coup sec, Corine ferme son livre de latin. Toutes ses ruminations l'ont déconcentrée et ne l'ont pas aidée à se décider pour le match de Napoléon ce soir. Même si elle ne le rencontre que quelques fois par semaine, elle pense à lui tout le temps. Ils ne se sont embrassés qu'une seule fois mais, en fermant les yeux, Corine peut se laisser bercer par ce doux souvenir.

3.

Bunnelli se rue à nouveau contre Bouvier. Le Franco-Ontarien, qui aura dix-sept ans le lendemain, est jeune pour la catégorie de poids-mouche, mais a une constitution solide. Une autre succession de coups le fait chanceler. Il avance et recule.

Soudain, la droite de l'Italien atteint sa cible, la joue droite de Napoléon. La terrible force du coup propulse le boxeur au tapis où il s'affaisse de tout son poids.

— Napoléon!

Le jeune homme étendu par terre rouvre les yeux. Cette voix, ce chant d'ange qui a prononcé son nom, l'a-t-il rêvé? C'est alors qu'il discerne le visage de Corine juste à côté du ring, au niveau du plancher. Une expression d'horreur déforme ses jolis traits.

— Napoléon! crie-t-elle une deuxième fois.

Le boxeur entend alors une autre voix, celle de l'arbitre qui prononce le chiffre huit. Il se lève, lentement cette fois, pour éviter l'étourdissement. L'arbitre arrête son décompte. Malgré la douleur, Napoléon réussit à sourire à Corine.

« Elle est là ! Elle est venue me voir. » Une décharge d'amour traverse son corps de bout en bout. « Je me laisserai pas battre, pas devant Corine. » L'amour se transforme rapidement en haine pour Bunnelli qui veut l'humilier devant ses amis, et surtout devant celle qu'il aime. Son émotion se convertit subitement en adrénaline énergisante. Ses pieds s'agitent au moment où l'Italien déclenche une nouvelle attaque. Napoléon pare la série de coups par des mouvements secs de la tête. Les poings de Bunnelli fendent l'air.

« Chercher des ouvertures... », se remémore Napoléon qui ne lâche pas son rival des yeux. Les poings de son adversaire se déchaînent de plus en plus vite. Avec la rapidité de l'éclair, Napoléon éloigne sa tête de la trajectoire des coups. Soudain, il décoche sa droite en visant le dessous du menton de son opposant. Le crochet du droit touche sa cible et la tête de Bunnelli recule sous la force de l'impact. Deux autres coups atteignent l'Italien en plein visage. Il titube et Napoléon lui assène le coup de grâce. Le plancher du ring vibre au contact du poids mort de Bunnelli. Le jeune Bouvier, fier de son travail, se tourne vers la foule. Corine a toujours un regard inquiet. L'arbitre entame le décompte, mais l'Italien ne bouge plus, il est K.-O. Dix secondes plus tard, Napoléon Bouvier est proclamé le gagnant.

Triomphalement, le boxeur lève les bras en l'air. Il s'approche de Corine et, malgré le tintamarre produit par la foule, réussit à lui souffler :

— Dimanche, après la messe, on ira au parc. J'ai quelque chose d'important à te dire.

Corine n'a pas le temps de répondre que déjà Fred Bélanger et d'autres entourent le vainqueur. La bourse de ce match de poids-mouche n'est pas énorme, mais elle est bien méritée. Bouvier vient de gagner ses épaulettes dans le monde de la boxe torontoise. Ses amis le hissent sur leurs épaules et l'emmènent vers le vestiaire.

Dans le ring, le soigneur de Bunnelli ravive le boxeur assommé avec des sels volatils. Au bout d'une minute, il reprend connaissance et, en s'appuyant contre le soigneur, il quitte le ring. Une femme aux traits basanés et aux cheveux très noirs vient se placer de l'autre côté de Bunnelli pour aider à le soutenir.

Attendrie, Corine observe la scène. Si Napoléon s'était retrouvé au tapis, agirait-elle comme cette femme? Tôt au tard, Napoléon risque de connaître le même sort.

Elle se rend dehors où, dans la noirceur, elle prend de grandes respirations. La jeune femme ne sait plus si elle est contente ou triste d'avoir assisté à la fin du match et à la victoire de Napoléon. Elle est restée une trentaine de minutes à l'extérieur avant de se décider finalement.

Maintenant, cette nuit, et après, son samedi à travailler au magasin et ensuite la messe de dimanche matin vont lui sembler très longs, car elle a compris dans le regard de Napoléon que, quand ils seront enfin seuls, il va lui faire une annonce déterminante pour son avenir, pour leur avenir.

4.

Le samedi 16 septembre 1916

Dix-sept ans!

Napoléon Bouvier fête ses dix-sept ans, entouré de landaus. Le jeune homme pose des roues sur une poussette. Ses mains, rompues à ce travail qu'il pratique depuis trois ans, effectuent la tâche machinalement.

— Hé! Napoléon, travaille pas trop fort. Après hier soir, tu mérites un peu de repos.

Le jeune ouvrier lève les yeux. Il sourit à Thomas Jobin, un collègue et ami d'enfance du quartier de Cabbagetown, qui assemble un traîneau sur l'établi en face du sien. Le commentaire le fait songer à sa victoire de la veille, arrachée grâce à un entraînement rigoureux, mais aussi à une maîtrise de la leçon numéro un de la boxe : savoir autant encaisser les coups que les donner. À Cabbagetown, le quartier défavorisé dans le secteur ouest de la ville où il a vécu sa tendre enfance, le boxeur en herbe n'a jamais manqué d'occasions pour s'exercer au combat et bien assimiler ce précepte fondamental.

— Même si je travaille juste à la moitié de ma capacité, c'est déjà deux fois plus que toi.

Thomas ouvre la bouche pour donner la réplique à Napoléon, mais se ravise, car Monsieur le comte Rochereau de La Sablière, le comptable en chef de la Gendron Manufacturing, s'approche. L'homme d'une cinquantaine d'années remonte l'allée entre les établis où vaquent une quarantaine d'ouvriers.

— Bonjour, Monsieur le comte, lance Thomas.

L'administrateur répond par un geste de la main et déclare sans préambule avec son accent européen :

— Votre section m'inquiète, Thomas. On anticipe une forte demande de traîneaux cet hiver, alors il faut augmenter la productivité.

Derrière le dos du comte, Napoléon roule les yeux. « Si on mettait un marteau dans ses mains, le pauvre Français ne saurait pas quoi en faire », songe-t-il. Tout le monde à la fabrique soupçonne que le propriétaire de l'usine, Alfred Gendron, a embauché le comte par pitié.

Thomas approuve le commentaire du comptable par un hochement de la tête.

— Vous avez manqué le triomphe de Napoléon hier soir, Monsieur le comte.

L'administrateur, momentanément désarçonné par le reproche, se met de biais pour embrasser Napoléon et Thomas de son regard perçant.

— Félicitations, Napoléon. J'ai entendu parler de ta victoire. Mais, vous savez, la boxe, ce n'est pas un sport qui m'intéresse...

Le Français s'éloigne alors à grands pas tandis que les deux ouvriers échangent des sourires complices. Napoléon examine son landau terminé, le dépose par terre et le roule jusqu'au fond de l'usine, où il le range à côté d'une vingtaine d'autres poussettes identiques.

Il pousse un long soupir et s'interroge pour la énième fois sur son travail. La manufacture Gendron figure sans aucun doute parmi les meilleurs employeurs de Toronto. En général, les patrons et les autres ouvriers de la fabrique sont très avenants. Nulle part ailleurs, sauf à la messe du dimanche à l'église du Sacré-Cœur, Napoléon peut-il se trouver parmi autant de Canadiens français. Ici, il peut travailler dans sa langue maternelle. Depuis près de trente ans, l'usine Gendron est l'unique milieu de travail exclusivement francophone de la ville reine. Certains prétendent même qu'Alfred Gendron compromet sa marge de profit en ne refusant jamais de donner du travail aux Canadiens français qui débarquent à Toronto sans emploi.

Aussi, Napoléon sait qu'il n'a pas raison de se plaindre. Il est bien mieux ici qu'en Europe, par exemple, où la guerre fauche des milliers de soldats et de civils. Par un paradoxe étrange, cette guerre européenne a même engendré la prospérité dans la capitale ontarienne qui, en 1913, faisait face à un grave ralentissement économique. L'ouverture de fabriques de munitions et de nombreux contrats pour l'approvisionnement des forces armées ont mis fin au chômage dans la ville. Les Canadiens français ont profité eux aussi de cet essor économique. Par exemple, la Forging Bridge Company a fait venir 60 travailleurs de Montréal et la United Typewriter Company compte maintenant plus d'une centaine d'employés bilingues.

Cependant, après trois ans à la fabrique, Napoléon s'est mis à rêver à son avenir, au moment où il laissera l'appartement tassé de ses parents dans Cabbagetown afin de suivre son propre chemin, une route qui le mènera ailleurs. Il ne se voit pas, comme les plus vieux de l'usine, passer quinze, vingt ou encore trente ans de sa vie à assembler des landaus.

Pendant longtemps, il a cru que la boxe serait son tremplin hors de ce monde ouvrier. Depuis quelques mois, il se demande s'il ne se leurre pas. En secret, il songe à une autre voie, mais aura-t-il le courage de l'emprunter?

Le travail s'arrête pour la pause du midi. Napoléon avale son dîner, tandis que de nombreux collègues viennent lui souhaiter bonne fête et le féliciter pour son succès contre l'Italien. Le jeune boxeur accepte leurs souhaits en courbant la tête en signe d'humilité.

Peu après, au moment de reprendre le travail, l'ouvrier a une pensée pour Corine qu'il a hâte de revoir. Dès lors, le reste de l'après-midi lui paraîtra interminable.

5.

— *Ite missa est*[*].

«Enfin!» soupire intérieurement Napoléon. Avec sa famille, il se rend sur le parvis de l'église où les Lalonde, Charlebois, Trudelle, Gendron, Dusseau, Lemaître et Toutant entre autres, se regroupent pour échanger des nouvelles. Le temps superbe encourage les gens à s'attarder.

Napoléon s'avance pour saluer Albert Sirois, son épouse et le reste de la famille. Monsieur Sirois, comme bon nombre de paroissiens qu'a croisés Napoléon, le félicite de sa récente

—————
[*]La messe est finie, en latin.

victoire. Le jeune Bouvier s'approche de Corine et lui propose, si son père n'a pas d'objection, de l'emmener faire un tour à High Park.

— À condition de nous la ramener pour le souper, répond Albert Sirois.

Le couple se rend à pied jusqu'à la rue Queen où le tramway ne tarde pas à passer. Napoléon paye pour les deux, trouve une place pour Corine, mais doit rester debout devant elle. Son amie, dont les déplacements en tramway ont été rares, s'amuse à regarder défiler les piétons et les façades des boutiques. Une quinzaine de minutes plus tard, la vieille femme qui partage la banquette de Corine descend du tramway et Napoléon se glisse aux côtés de sa compagne. Il lui décrit certains des commerces le long de la route.

— J'aime bien l'hôtel de ville, déclare-t-il en pointant vers l'auguste structure en calcaire rouge.

— C'est juste dommage que l'homme en dedans, le maire Church, soit un orangiste si farouchement anti-catholique et francophobe, ajoute Corine.

— T'as raison, reconnaît Napoléon en riant. Mais on n'est pas à veille de s'en débarrasser. Il remporte facilement les élections à chaque année.

Finalement, au bout d'un long voyage, le couple descend du tramway aux abords du parc. Corine prend Napoléon par le bras et se laisse guider le long d'un des sentiers. Elle sourit aux autres couples, endimanchés comme eux, qui se baladent tranquillement sous le soleil d'automne.

Le feuillage de certains arbres tire sur le rouge et le jaune. Corine pose un regard admiratif sur Napoléon. Malgré les séquelles de son combat sur son visage légèrement tuméfié, il a belle allure dans son habit.

Au bout d'une heure, le couple s'installe sur un banc pour admirer l'étang Grenadier et sa faune. Napoléon enlève son veston. Ses yeux rencontrent ceux de Corine. L'heure est aux confidences. «Je sais ce qu'il veut me dire, songe Corine, mais je ne sais pas comment lui répondre. Je l'aime, mais je ne veux pas qu'on se marie tout de suite. Je veux d'abord enseigner.»

Napoléon prend la main de sa compagne qui sent ses doigts fondre.

— Quand je t'ai vue vendredi soir, Corine, j'ai su qu'il était temps de mettre au clair mes intentions.

Sous l'emprise de l'émotion, Corine retient son souffle. Comment Napoléon va-t-il réagir à sa réponse?

— Tu sais, je ne resterai pas toute ma vie à la fabrique Gendron.

Depuis deux soirs, Corine n'arrive pas à chasser l'image de l'Italien en train de quitter le ring appuyé contre sa femme. Peut-elle devenir l'épouse d'un boxeur? Napoléon l'aime-t-il assez pour abandonner la boxe?

— Puis, avec la guerre qui dure, il est grand temps pour moi de passer aux actes.

La chaleur de la main de Napoléon s'est répandue dans tout le corps de Corine. La guerre! En Europe, les armées s'enlisent dans une guerre de tranchées. Au Canada, les volontaires enthousiastes des premiers mois du conflit se font beaucoup plus rares maintenant, si bien que le gouvernement fédéral évoque la possibilité d'imposer la conscription, malgré sa promesse du contraire lors des dernières élections. Les jeunes célibataires de 20 à 45 ans seront les premiers appelés sous les drapeaux. Si la guerre s'éternise, Napoléon pourrait se retrouver au front. Par contre, si Corine l'épouse, il pourra éviter la conscription. Soudain, cette menace change sa façon d'envisager l'avenir.

— J'ai décidé de m'enrôler.

Corine retire sa main et la porte à sa bouche. Estomaquée, elle n'arrive pas à en croire ses oreilles. Pourtant, Napoléon poursuit :

— Je vais aller me battre et, quand je reviendrai, nous pourrions nous marier. Je suis sûr que, d'ici un an, les Allemands auront capitulé.

Napoléon reprend la main de Corine et se penche pour l'embrasser. Les yeux fermés, elle se laisse transporter dans un autre monde, un univers où son amoureux n'est ni boxeur, ni soldat.

— Peux-tu attendre mon retour ?

Corine met quelques secondes à retrouver sa voix. Avant aujourd'hui, elle était prête à attendre deux, trois ans, même davantage. Et puis, l'évocation de la guerre lui a fait subitement envisager d'épouser Napoléon dans un proche avenir pour lui épargner le supplice d'aller au front. Mais le voilà maintenant résolu à se porter volontaire !

Au fond de sa mémoire, elle cherche les mots qu'elle a lus récemment dans le journal d'Ottawa, *Le Droit*, que son père reçoit par la poste.

— Napoléon, pourquoi tu t'enrôlerais? En Ontario, notre propre gouvernement nous interdit d'utiliser notre langue à l'école. Comment peux-tu aller risquer ta vie pour lutter contre l'injustice en Europe quand ton propre peuple en est victime ici au Canada?

Les yeux de Napoléon, peinés, se détournent du visage de Corine où des larmes commencent à couler.

— Je sais. Il faut se battre contre le gouvernement de l'Ontario. Mais si des Canadiens français de l'Ontario comme moi, nous allons volontairement à la guerre, le gouvernement provincial devra finir par reconnaître notre fidélité à la patrie. Et dans ce cas-là, comment pourra-t-il continuer à nier nos droits?

Corine s'agite sur le banc. Cet argument, elle l'a lu dans les pages du *Droit* aussi. Toutefois, elle décèle dans le cœur du jeune homme, qui n'a pas de secret pour elle, une autre motivation, incompréhensible pour elle.

— Et ta carrière de boxeur?

Corine reste surprise de sa propre question. Avant ce rendez-vous, elle anticipait d'avoir à aborder le sujet de la boxe dans le but de convaincre Napoléon d'abandonner ce sport violent, pas de lui fournir une raison de renoncer à s'enrôler.

— J'ai l'occasion de poser un geste important pour mon pays, important pour moi. Je ne veux pas la rater. Je verrai bien à mon retour. Si, après la guerre, j'ai le goût de reprendre la boxe, il y a rien qui m'empêchera de le faire.

Corine sèche ses larmes. Elle n'est plus sûre de connaître ce garçon qu'elle se croyait destinée à épouser. Le désespoir la pousse à lui opposer le dernier argument de son arsenal.

— Tu n'as même pas l'âge pour t'enrôler. Il faut avoir dix-neuf ans.

Napoléon laisse échapper un rire nerveux.

— J'ai l'air plus vieux que mon âge. De toute façon, en ce moment, les recruteurs sont si désespérés que, du moment qu'un gars se trouve en bonne santé, pour le reste, ils ferment les yeux.

Subitement, Corine éprouve un froid dans la main que tient Napoléon. Elle a le souffle et la parole coupés.

— Corine, je t'aime. Je t'en demande beaucoup, je le sais. Peux-tu attendre mon retour?

Même si ce Napoléon lui paraît différent de celui qu'elle a toujours aimé, elle ne doute pas de sa détermination.

— Je serai toujours là pour toi..., chuchote-t-elle.

Pourtant, dans sa tête, elle se demande ce qu'elle fera si, malgré lui, Napoléon ne tient pas sa promesse de revenir.

PARTIE II
Le bourbier impitoyable

6.

Le lundi 15 octobre 1917

Le coup l'a atteint en plein visage. Napoléon, chancelant, reste abruti pendant de longues secondes. Il perçoit le ciel gris, les monticules de terre, le fil barbelé, la boue, ses camarades dans leurs uniformes ternes et crottés qui l'entourent et, enfin, son adversaire, les poings tendus, un sourire sardonique aux lèvres.

— *Had enough, Frenchy ?*

D'un mouvement brusque, Napoléon Bouvier secoue la tête, autant pour se tirer de la brume où la droite de Ted McKenna l'a plongé que pour signifier sa réponse négative à la question. Il ne baissera pas les bras. En ce moment, il exècre davantage le compagnon d'armes devant lui que les Allemands de l'autre côté des tranchées. Depuis le jour, voilà déjà un an, où il s'est présenté au manège militaire de Toronto pour s'enrôler, sa détermination de poursuivre le combat où il s'est engagé, très naïvement constate-t-il maintenant, a été rudement éprouvée, autant par ses supposés alliés que par ses ennemis. Même au bureau de recrutement, un des officiers avait commenté, sur un ton désobligeant, la particularité de son patronyme : «Bouvier, *like the dog.*»

Engagé dans le bataillon des 48e Highlanders de Toronto, Napoléon s'était fait des amis. Mais il avait aussi perçu du mépris et de l'hostilité chez bon nombre de ses camarades. L'opposition croissante du Québec à la guerre, et surtout au projet de conscription du gouvernement canadien, incite certains Canadiens anglais à accuser les Canadiens français d'un manque de patriotisme.

Arrivé au camp d'entraînement militaire de Valcartier, Napoléon avait rencontré des soldats du 22e Bataillon (canadien-français). S'il avait pu se retrouver dans ce bataillon plutôt que chez les Highlanders, il aurait sans doute évité les préjugés dont il était victime. Quand un des soldats torontois de son régiment, amateur de boxe, avait reconnu Napoléon, il avait proclamé devant les autres que leur unité comptait parmi les leurs un *Frenchy*, boxeur hors pair. Ainsi, ses camarades s'étaient mis à le désigner par ce sobriquet. Au départ, Napoléon a accepté sereinement de se faire appeler ainsi. Cependant, il avait fini par déceler dans le ton de certains soldats, comme Ted McKenna, un affront blessant.

Dès janvier 1917, les Highlanders avaient pris le bateau pour l'Angleterre. Après seulement quelques semaines d'entraînement dans un misérable camp boueux où les recrues vivaient entassées dans des baraques à Salisbury Plains, le jeune soldat franco-ontarien avait abouti dans le pays de ses ancêtres. Il croyait avoir traversé le pire. Rien n'était plus loin de la réalité.

Son bataillon, partie du Corps expéditionnaire canadien, commandé au sommet par des généraux britanniques, avait été lancé dans une succession de batailles affreuses et sanglantes. Rien n'aurait pu préparer Napoléon à affronter les horreurs de cette guerre de tranchées avec son lot de morts et de mutilations épouvantables. Même quand l'armée arrachait la victoire à l'ennemi, celle-ci s'avérait une mince consolation à la lumière de son coût en vies humaines.

Le 9 avril 1917, Napoléon avait combattu avec le contingent canadien qui avait enlevé la crête de Vimy aux Allemands, un exploit jugé irréalisable par les Britanniques. Encore une fois, le prix de cette victoire s'était calculé en piles de cadavres, soit 3 600 morts du côté canadien. Napoléon, habitué à coucher ses opposants avec des coups de poings violents, avait été ébranlé de voir pour la première fois la balle tirée de son fusil faucher un ennemi. Le soir, il rêvait parfois au regard hideux d'un soldat allemand qu'il avait transpercé à la baïonnette.

Après Vimy, les 48e Highlanders avaient profité d'une brève période de repos avant de reprendre la route des tranchées. Malgré le mouvement de troupes et la prise de quelques parcelles de terrain cédées par l'ennemi, un climat de morosité, amplifié par les conditions horribles, la nourriture infecte, les rats et la pluie qui transformaient les champs de bataille et les tranchées en bourbiers, s'abattait sur les soldats. Faute de pouvoir se défouler sur les Allemands, bien retranchés de l'autre côté du no man's land, certains Canadiens s'en prenaient à la seule cible accessible : leurs frères d'armes. L'agressivité refoulée et le désespoir de se trouver prisonnier d'une guerre en apparence sans issue avaient poussé McKenna à lancer le défi à Napoléon de l'affronter dans un combat de boxe.

McKenna, qui domine Bouvier d'une bonne tête, s'attendait de voir le Franco-Ontarien se dérober. Mais Napoléon, qui en a soupé des quolibets de cet orangiste, n'a pas hésité. Ainsi, malgré le froid de cet après-midi d'octobre, les deux pugilistes ont enlevé leurs tuniques militaires et se battent torse et poings nus.

Enragé comme un taureau blessé, McKenna s'avance vers Napoléon qui, ayant retrouvé ses réflexes, esquive les coups de poing. Pour venir à bout de son adversaire, il doit d'abord l'épuiser en le provoquant. Or, après, il doit éviter les coups qui ne tardent pas.

— T'es trop lent, Ted, décoche Napoléon en dansant autour de son rival.

McKenna répond par une droite puissante qui effleure presque la mâchoire de Napoléon. La stratégie de Bouvier finit par porter fruit, car le géant agacé doit le poursuivre pour l'attaquer et il dépense son énergie à tenter de toucher une cible frétillante.

La voix de Fred Bélanger résonne dans la tête de Napoléon. « L'endurance, c'est l'arme la plus puissante du boxeur et, pour l'acquérir, t'as pas besoin de talent, juste de la discipline. » Même s'il n'a pas bien mangé ni dormi depuis des mois, Napoléon a gardé sa forme. Une légère baisse de poids a même rendu son jeu de pieds plus agile. Il entend son opposant haleter.

— Dis-moi pas que t'es déjà fatigué, Ted. Je fais juste commencer à me dégourdir moi.

L'insulte attise la colère de McKenna qui déclenche une nouvelle attaque. Cependant, ses coups sont moins vifs, moins précis et Napoléon y pare facilement. Par un geste rapide comme un clin d'œil, le boxeur se repositionne face au flanc droit de son rival maintenant complètement exposé. Foudroyé par trois coups contre sa mâchoire, McKenna s'écrase par terre.

— C'est assez!

Les cris qui fusent autour des deux combattants cessent abruptement. Tous les hommes se mettent au garde-à-vous. Furieux, le colonel Davis s'avance jusqu'au centre du cercle occupé par les deux boxeurs. Il pointe sa cravache vers Napoléon.

— Votre conduite n'est pas digne de soldats, surtout pas de soldats canadiens. Gardez votre énergie pour battre les Allemands.

— Oui, mon colonel, répond Napoléon, dépité.

Davis embrasse tous les soldats d'un regard sévère.

— Vous aurez besoin de toute votre ardeur dans les jours à venir. Demain, à l'aube, nous partons pour Passchendaele.

Le colonel vire sur ses talons et s'éloigne à grandes enjambées. La troupe demeure trop stupéfaite pour émettre le moindre son. Les rumeurs de la mise en branle d'une nouvelle offensive s'avèrent donc vraies. Les Highlanders devront, encore une fois, contempler la mort droit dans les yeux.

Napoléon baisse les yeux et croise ceux de McKenna, toujours par terre. Le Franco-Ontarien tend la main à l'orangiste. D'abord étonné, McKenna finit par accepter l'aide pour se relever.

— *You win, Frenchy... this time.*

Napoléon sourit. Même si les paroles de son adversaire sont en apparence narquoises, elles ont été prononcées sur un ton tout à fait amical.

7.

... Tu ne peux pas t'imaginer les conditions affreuses dans lesquelles nous vivons ici. J'aimerais te parler d'où nous sommes et de ce que nous endurons, mais ma lettre se ferait censurer. Je n'ai jamais connu un automne si pluvieux. Il y a de la boue partout. Elle est sale, collante, capable d'engouffrer un homme comme des sables mouvants. Je m'ennuie de toi, des rues de Toronto, et même de la fabrique Gendron. Si un jour cette maudite guerre peut finir, nous serons tous contents de rentrer au Canada...

Corine serre la lettre contre sa poitrine. Elle date d'un mois. Que s'est-il passé au front depuis? Quelles autres horreurs Napoléon a-t-il vécues?

Elle relit la lettre une cinquième fois. L'écriture serrée et les nombreuses fautes témoignent de l'effort que Napoléon, qui n'a jamais été porté sur le crayon, a mis pour rédiger ces mots. A-t-il reçu sa lettre, postée au moment où il écrivait la sienne? Peu importe, elle va lui écrire de nouveau.

De sa commode, elle retire du papier et un stylo.

Le lundi 29 octobre 1917

Mon cher Napoléon,

Le bonheur que je ressens à chaque fois que je reçois une de tes lettres doit être presque aussi immense que la souffrance que toi et les autres éprouvez au front. Ta dernière lettre m'a rassurée tout en m'inspirant de la crainte. Ici, les journaux parlent d'offensive sur le front en Belgique sans donner de précisions. Il est beaucoup question des élections fédérales prévues pour le 17 décembre. Si nous étions mariés, j'aurais le droit de vote pour la première fois. Bon nombre de gens critiquent le gouvernement du premier ministre Borden d'agir de façon si électoraliste en n'accordant le droit de vote qu'aux femmes susceptibles de voter en faveur de son parti et de la conscription qu'il propose. Je me demande si tu as déjà voté? D'autres jeunes de ton âge, surtout ceux contre la conscription, voudraient eux aussi obtenir ce droit donné à tous les militaires, peu importe leur âge.

La jeune femme s'arrête et relit sa dernière phrase. Sans doute que Napoléon, au fond de sa tranchée misérable, n'a pas le goût d'entendre parler de politique. Dans sa dernière missive, Corine lui a décrit son travail à l'usine de munitions. Napoléon était-il déçu d'apprendre sa décision de reporter sa formation d'enseignante à l'année prochaine pour aller fabriquer des cartouches et des obus pour les troupes ? Il croit probablement que sa motivation est patriotique, car son travail contribue à l'effort de guerre et appuie son fiancé au front. À son retour, elle devra lui avouer ses vraies raisons liées avant tout à l'argent. Les salaires offerts à l'usine sont fort supérieurs à une rémunération d'enseignante. Grâce à cet emploi, elle accumule un pécule pour se payer son année de formation à l'école normale et aider sa famille. Le magasin de son père demeure rentable mais, en plein quartier ouvrier de l'est de Toronto, il génère peu de profits.

Corine songe à écrire quelques lignes sur son travail. Mais elle se ravise, car elle serait portée à se plaindre. Rester debout toute la journée à répéter machinalement les gestes d'assemblage des pièces la fatigue énormément. Pourtant, elle n'a pas le droit de se lamenter, surtout pas à Napoléon qui souffre le martyre loin de son pays, loin d'elle. « Je dois plutôt trouver des paroles pour lui insuffler du courage, de l'espoir. »

Il y a deux semaines, à l'église, on a organisé une quête spéciale pour la guerre. Le curé Lamarche a annoncé que la paroisse du Sacré-Cœur avait recueilli deux cent cinquante dollars. Un journaliste a même publié un article au sujet des Canadiens français de la ville dans le Toronto Star de samedi dernier. Il parle de notre paroisse et de notre école en termes très flatteurs. Que des travailleurs canadiens-français, en général peu nantis, aient ouvert leur bourse si grande, impressionne tout le monde, même les orangistes du conseil municipal. D'ailleurs, l'article souligne le fait que 112 hommes de la paroisse, comme toi, sont allés outre-mer pour se battre. Quatre sont morts et cinq sont revenus de la guerre blessés. Quand on sait que nous sommes à peine 8 000 personnes de langue française à Toronto, 1,6 % de la population totale, c'est une contribution remarquable. Même si la voix du mouvement contre la conscription s'élève très fort au Québec, on ne peut pas accuser les Canadiens français d'ici de manquer à leur devoir. Comme tout le monde, j'espère que, grâce à ces sacrifices, la guerre se terminera plus vite.

Corine regarde l'horloge sur la commode : presque 22 h. Il lui reste juste le temps d'ajouter quelques lignes sur les parents de Napoléon, qui se portent bien, et sur son ami, Thomas, qu'elle a croisé à la sortie de la messe dimanche. À l'usine, le quart de travail de nuit qu'elle déteste l'attend. Mais la production de guerre roule vingt-quatre heures par jour. Comme toutes ses collègues, Corine endure son mal, car les femmes savent que ce travail bien rémunéré disparaîtra avec la fin de la guerre. Dès que la paix sera revenue, les usines de munitions fermeront et les emplois qui restent iront aux hommes de retour du front.

Je t'embrasse très fort, mon amour. Que Dieu te garde et qu'Il te ramène sain et sauf.

Avec sa belle calligraphie, Corine signe et glisse sa lettre dans une enveloppe. Cette trop brève missive devra suffire. Dimanche prochain, elle aura le temps d'écrire plus longuement. « Pourvu que Napoléon soit là pour recevoir mes lettres », se dit-elle en quittant silencieusement la maison pour ne pas réveiller ses parents déjà couchés.

8.

Malgré les explosions, malgré la pluie, malgré la boue, malgré le sifflement des balles, la section de Napoléon avance toujours. Depuis le 26 octobre, c'est-à-dire depuis onze jours, ils progressent sans relâche ou presque. Quelques pénibles pieds à la fois. En dépit de leurs lourdes pertes, les Canadiens s'acharnent contre les défenses allemandes de Passchendaele. Néanmoins, ce n'est pas l'ennemi qui fauche le plus leurs rangs, mais la boue. Des dizaines de soldats tombent dans les cratères d'obus remplis d'eau où ils finissent par rester prisonniers de la vase funeste et se noyer.

Les troupes canadiennes consacrent plus d'effort à la construction et à l'installation de ponts en bois pour traverser les champs de boue qu'aux assauts contre les positions allemandes. Entre les deux lignes de combattants, il n'existe plus la moindre végétation pour retenir la terre qui se liquéfie et s'effondre sous l'impitoyable déluge des premiers jours de novembre.

Dans la faible lueur de l'aube, Napoléon peut à peine voir juste devant lui à travers l'épais rideau de pluie battante. Trempé jusqu'aux os, il frissonne. À sa droite, Ted McKenna avance lui aussi, son fusil dans les mains, la baïonnette fendant le voile liquide.

Il y a deux jours, Napoléon a voté pour la première fois de sa vie dans une élection fédérale. Tous ses camarades ont appuyé les conservateurs de Borden et leur promesse d'imposer la conscription au Canada. Napoléon ne l'a révélé à personne, mais il a voté pour le Parti libéral. Il a eu tort de s'enrôler et veut empêcher d'autres jeunes comme lui de subir cet enfer. À chaque jour, le cynisme du soldat s'amplifie. Même s'il croit toujours à la justesse de l'objectif de vaincre les agresseurs allemands, il déplore la manière dont la guerre est menée. Le haut commandement britannique n'a plus prise sur la réalité du front : il ordonne des opérations militaires aussi futiles qu'inutiles et coûteuses en vies humaines, comme la prise de Passchendaele commandée par le général anglais Haig.

Un obus éclate à sa droite et la force de son impact projette Napoléon par terre, dans le sol boueux. Les Canadiens vont bientôt toucher au but, car les lignes allemandes reculent toujours. Passchendaele tombera. Mais la reprise de cette petite ville belge va-t-elle changer le sort de la guerre ? Sans doute pas plus que la plupart des autres batailles perdues et gagnées jusqu'à présent. Pendant trente longues secondes, Napoléon songe à rester coucher dans la boue, à laisser le sol visqueux absorber son corps jusqu'à sa disparition, et à en finir avec cette guerre qui s'éternise.

— *Frenchy! Help me!*

La voix de McKenna tire Bouvier de sa torpeur. Cet appel à l'aide d'un camarade l'emporte sur sa propre détresse. Brusquement, il se lève. À sa droite, au fond d'un cratère creusé par l'explosion, il distingue une large silhouette, enfoncée dans la boue jusqu'à la taille. McKenna se débat pour s'extirper de la boue et de sa force gluante qui le retient comme des sables mouvants. Ses mains ne trouvent aucune prise sur les bords du cratère qui s'effritent au toucher. Sans hésiter, Napoléon se porte à son secours. Le jour est tout à fait levé maintenant et la pluie diminue. Dans la lumière de l'aube, les mitrailleurs allemands repèrent des cibles et ouvrent le feu. Les balles sifflent autour de Napoléon qui court vers McKenna. Juste au moment où il atteint le cratère, une brûlure pénible traverse son bras droit.

— Bouvier! crie le colonel Davis qui dirige l'attaque.

Mais la seconde d'après, une nouvelle pluie d'artillerie étouffe sa voix et le tonnerre des armes transforme tout en un chaos infernal.

PARTIE III
Les miracles de la salle H

9.

Le jeudi 14 mars 1918

Dans son dos, Julie Arsenault sent des yeux posés sur elle, des yeux qui la désirent, qui la déshabillent. Brusquement, elle se retourne. À quelques pas de l'infirmière, la tête du jeune soldat du premier lit, recouverte d'un bandage blanc, est tournée vers elle. À travers les fentes percées dans le pansement à la hauteur des yeux, Julie perçoit deux disques reluisants comme des billes. Ces yeux, prisonniers d'un visage déformé à tout jamais, sont-ils ceux qui la détaillent ?

L'infirmière sourit. Le patient David Peterson a été admis à l'Hôpital militaire Spadina de Toronto la veille. Le jeune homme et elle ont le même âge : vingt ans. La partie inférieure de son visage a été arrachée par une explosion d'obus lors d'une bataille à l'été 1916. Julie a vu la face du blessé juste avant son opération. Le chirurgien a alors tenté de greffer la peau sur le visage écharpé du patient afin de recouvrir le trou béant qui laissait entrevoir ses dents, là où elles devraient être cachées par la joue droite.

Julie avance jusqu'au lit de David Peterson et touche sa main. Ensuite, elle se remet à vaquer à la préparation du lit libéré par le décès d'un malade au cours de la nuit. Ce sentiment d'être reluquée, convoitée par des yeux d'hommes blessés grièvement, l'infirmière l'a éprouvé à maintes reprises depuis deux ans au cours de ses diverses affectations ici à Toronto et, avant, dans les hôpitaux militaires de l'Europe. Pourtant, son uniforme, avec sa longue robe difforme blanche et son ample tunique grise, ne met aucunement en valeur ses charmes féminins. Au contraire.

Tout en changeant les draps, elle pense au malheureux Peterson et à tous les autres jeunes militaires aux corps mutilés par la guerre qu'elle a vus et connus brièvement depuis son engagement dans le service médical de l'armée canadienne. Ce pauvre David qui ne peut même pas parler en ce moment, a-t-il connu l'amour? Pourra-t-il jamais trouver une femme capable de faire abstraction de son enveloppe charnelle si affreusement abîmée pour aimer le cœur, sans doute blessé lui aussi, qu'il dissimule?

La notion de l'amour, pour ceux et celles qui affrontent la mort et les horreurs toujours présentes de la guerre, semble s'embrouiller. Le désespoir, la crainte de mourir, la précarité de l'existence poussent plusieurs hommes envoyés au front dans les bras de la première venue, ou de la première à céder à des avances précipitées, ou encore de la femme qui vend son corps. D'ailleurs, l'étage au-dessus de la salle H où travaille Julie est occupé par 240 patients atteints de maladies vénériennes contractées lors d'ébats amoureux. Ces relations éphémères et imprudentes sont-elles imputables à l'amour ou plutôt à la peur de périr sans avoir assouvi ce désir si obnubilant face à la possibilité de la mort? Julie ne saurait le dire. Par contre, elle ne s'étonne guère que les Britanniques, avec leur pragmatisme habituel, aient mis sur pied, dès 1915, un Conseil national pour combattre les maladies vénériennes. Parmi ses diverses fonctions, l'organisme assure la distribution de condoms aux troupes dans le but d'enrayer le fléau des maladies transmises sexuellement.

Julie prend l'oreiller du lit et le serre contre sa poitrine. Elle ne peut pas en vouloir à ces pauvres diables, comme David, qui la contemplent de cet œil. Elle-même, confrontée à la précarité de la vie au cours de ses longues journées de travail, songe souvent à l'amour. Au moins, elle peut encore y rêver, tandis que pour David et tellement d'autres qu'elle a soignés dans les hôpitaux militaires de l'Europe...

Son travail terminé, Julie quitte la salle et se rend au poste administratif pour signaler à Mademoiselle Neale, l'infirmière-chef de son secteur, que le lit est prêt à recevoir un autre patient. Dans le corridor, elle croise un prêtre.

— Bonjour, Monsieur l'abbé, vous allez bien?

Le vicaire de l'église Sacré-Cœur de Toronto, Rodrigue Lussier, répond au sourire de Julie par un geste amical.

— Très bien, Mademoiselle Julie. Vous vous plaisez toujours à Toronto?

Julie répond par l'affirmative. Mais se plaît-elle vraiment ici? Elle ne le sait trop. La capitale ontarienne est très loin de sa Gaspésie natale et, contrairement à l'époque où elle travaillait en Europe, ici elle vit dans un milieu presque complètement anglophone. Toutefois, elle éprouve un grand bonheur d'avoir laissé le front très loin derrière elle, même si son travail à l'Hôpital militaire Spadina l'expose toujours à la souffrance des blessés. Ici au moins ses patients sont en convalescence, et pas ensanglantés, frais débarqués des batailles au front. Quand sa patronne lui a offert cette mutation dans un hôpital militaire au Canada, Julie n'a pas hésité. Elle voulait à tout prix s'éloigner de l'effet de plus en plus néfaste que lui infligeait le contact quotidien avec les affres de la douleur des blessés.

Bien qu'elle eût préféré une affectation au Québec, comme à Montréal, où elle avait suivi sa formation d'infirmière, somme toute, elle reconnaît les bons côtés de son séjour à Toronto. D'abord, elle continue à parfaire son anglais qui, malgré son accent très prononcé, s'améliore toujours. Ensuite, bien que logée à la résidence du personnel à l'hôpital et très prise par son travail, elle profite de quelques loisirs pour explorer cette ville qu'elle n'aurait sans doute jamais connue autrement.

— Et vous, Monsieur l'abbé, la ville vous plaît?

— Oui, répond le prêtre, débarqué à Toronto voilà cinq mois. Mais, vous savez, il y a tellement à faire, que je n'ai pas vraiment le temps de me poser la question.

Julie hoche la tête.

— Vous montez voir les malades du troisième?

Le vicaire qui, à 27 ans, en est à sa deuxième paroisse depuis sa sortie du séminaire de

Saint-Hyacinthe au Québec, hoche la tête dans l'affirmative.

— Le Canadien parmi ces malades a besoin de soutien spirituel en français. Si vous lui parlez, vous l'encouragerez à venir à la messe quand il aura son congé de l'hôpital.

Julie acquiesce. Elle a eu l'occasion de parler au patient francophone auquel le vicaire fait allusion. Les visites de ce religieux sympathique doivent lui faire du bien, à lui et aux autres qui souffrent de ces maladies honteuses. D'ailleurs, le vicaire, qui lui a avoué qu'il trouvait cette salle redoutable et dégoûtante, fait preuve d'une grande générosité en acceptant de s'y rendre. La paroisse du Sacré-Cœur, a constaté l'infirmière, est chanceuse d'avoir cet homme dynamique à son service. Son curé, l'abbé Philippe Lamarche, un homme vieillissant qui se fatigue rapidement, aussi. Avant l'arrivée de Lussier, il s'occupait seul du destin spirituel des Franco-Torontois depuis trente ans.

Mlle Neale, qui connaissait le vicaire Lussier, l'avait présenté à Julie lors d'une de ses visites, voilà un mois. Depuis, la jeune infirmière se rend sans faute à une des trois messes du dimanche quand elle n'est pas de service ce jour-là. À la paroisse du Sacré-Cœur, elle a découvert un petit îlot de langue française où elle peut se réfugier de la mer anglophone.

— On se revoit dimanche ? demande le vicaire avant de poursuivre sa route.

Quand Julie répond positivement, le prêtre ne cache pas sa satisfaction.

— Très bien. Je ne serai sans doute pas le seul qui sera heureux de vous voir à l'église.

Julie ne peut pas faire autrement que de rire au compliment du prêtre. Elle n'ignore pas l'effet de sa présence à l'église du Sacré-Cœur. Chaque fois que la jeune femme se présente à la messe dans son unique robe du dimanche, ses cheveux noirs soigneusement arrangés sous un élégant chapeau, elle récolte de nombreux sourires des hommes célibataires. D'ailleurs, le curé Lamarche lui a confié que cela lui ferait grand plaisir de voir l'infirmière jeter son dévolu sur un de ses jeunes paroissiens. Julie, bien qu'heureuse de pouvoir socialiser dans sa langue maternelle avec les gens de la paroisse, et tout particulièrement avec les célibataires de son âge, a refusé les nombreuses invitations de ces derniers. Complètement dévouée à son travail, elle ne veut pas courir le risque de décevoir ces soupirants potentiels qui pourraient se mettre à échafauder des projets à long terme.

Le prêtre et l'infirmière poursuivent leur route respective. «À chacun son boulot. Lui, c'est sauver des âmes, moi, ce sont des vies.»

10.

Le vendredi 22 mars 1918

— La gare Union, Toronto!

Napoléon, réveillé d'un sommeil léger par la voix du conducteur, regarde par la fenêtre sale du wagon de train. La gare de sa ville natale, en construction depuis 1911, a encore changé depuis un an et demi. Mais pas autant que lui.

— *Home at last, Frenchy.*

À côté de Napoléon, Ted McKenna sourit et, s'agrippant à son siège, se lève. Il place l'appui de ses béquilles sous ses aisselles et se dirige vers la sortie du wagon. Napoléon lui emboîte le pas. Dans le wagon bondé de soldats, règne un lugubre silence. Certains des hommes se parlent, mais à voix basse, comme s'ils craignent de réveiller quelqu'un ou de s'attirer le mauvais sort. Debout dans l'allée, Napoléon observe McKenna avancer rapidement sur son unique jambe. Le Franco-Ontarien sait qu'il a de la chance, et pourtant...

Depuis qu'il a entamé son voyage de retour au Canada, Bouvier ressasse ses derniers moments passés dans le port de Liverpool en Angleterre, le 6 février. Sur les quais, avant de monter à bord du navire *Scotian*, arrivé du Canada avec des troupes fraîches, il avait observé les hommes descendre la passerelle. Ces renforts, attendant l'arrivée de camions pour les transporter vers leur cantonnement, avaient entamé des conversations avec leurs camarades sur le quai. Ainsi, Bouvier s'était fait interpeller par un gaillard d'une taille imposante qui s'était nommé en lui offrant une cigarette.

— George Price, de la Saskatchewan.

Napoléon avait refusé la cigarette et s'était présenté à son tour. Price avait beaucoup parlé, peut-être par nervosité ou peut-être tout simplement pour meubler le silence puisque Bouvier ne disait rien. Au bout d'une minute, le caporal Price avait fini par lui poser une question.

— Je sais que vous revenez tous du front blessés, mais pourquoi vous avez tous l'air si... Price avait alors cherché ses mots. Si absents, avait-il fini par dire, comme si vous aviez la tête ailleurs.

Bouvier avait failli éclater de rire et répliquer que c'était la guerre, et surtout la bataille de Passchendaele, qui les avaient tous transformés en fantômes. Mais il s'était borné à répondre laconiquement.

— Tu verras.

Au moment où un officier avait ordonné au groupe de Napoléon de procéder à son embarquement, il avait quand même souhaité bonne chance à George Price.

— J'espère que ta guerre sera courte et moins pénible que la mienne.

Quelques heures après, Napoléon entreprenait sur la mer ce long voyage de retour qui, maintenant, prend fin.

Les soldats descendent du wagon de train et, soudain, une fanfare militaire sur le quai entame *God Save the King*. Tous et chacun se mettent au garde-à-vous. Napoléon scrute la foule où se mêlent militaires, civils, hommes, femmes et même quelques enfants, sans pouvoir repérer un visage familier. Est-il vraiment rentré chez lui?

La chanson terminée, un monsieur mince et court de taille, vêtu d'un complet impeccable et les cheveux coupés ras, Tommy Church, le maire de Toronto, s'avance et souhaite «la bienvenue aux héros de notre glorieuse armée».

Le politicien commence à serrer la main à chacun des soldats et, devant l'ami de Napoléon, demande :

— McKenna, n'est-ce pas ?

Le maire presse la main tendue du soldat handicapé qui s'émerveille. La réputation de la mémoire prodigieuse du maire, capable de retenir tous les noms et les visages des soldats qu'il rencontre, n'est pas exagérée. Tommy Church examine Napoléon Bouvier.

— Vous, je ne vous reconnais pas.

McKenna présente Napoléon comme Frenchy Bouvier en précisant que son camarade est un Canadien français du quartier torontois de Cabbagetown. La mine du maire, fanatiquement orangiste, se renfrogne, car il ne peut dissimuler son mépris pour les catholiques, français de surcroît, même s'ils portent l'uniforme.

— C'est mon ami, s'empresse alors d'ajouter McKenna. Il a risqué sa vie pour sauver la mienne à Passchendaele.

Le commentaire suscite un changement positif chez le maire qui retrouve son sourire et tend sa main droite vers le Franco-Ontarien.

— Bienvenue chez vous, mon garçon.

Mais le sourire du maire s'efface quand Napoléon lui présente la main gauche.

— Mon bras droit est paralysé à cause d'une blessure, Monsieur le maire.

Tommy Church se reprend rapidement et enserre la main de Bouvier avec ses deux mains.

— Je vous souhaite un prompt rétablissement.

Le maire passe au prochain soldat de la file à qui il murmure un remerciement au nom de la patrie. McKenna et Bouvier se mettent à marcher vers la sortie de la gare. Dehors, en ce début d'avril, ils remarquent les bourgeons sur les arbres. Une infirmière, Mademoiselle Neale de l'Hôpital militaire Spadina, voit McKenna et lui fait signe. Elle accueille les deux hommes et leur indique le fourgon qui doit les transporter à l'hôpital.

— J'imagine que tu vas aller voir ton monde avant de te rendre à l'hôpital ?

Napoléon répond à son ami par un hochement de la tête. McKenna se joint au groupe d'hommes qui suivent Mademoiselle Neale.

Malgré la foule devant la gare occupée, Napoléon ne s'est jamais senti si seul. Il connaît le chemin qui mène à son quartier, mais ses pieds refusent de bouger.

— Napoléon !

Tout à coup, une main se presse contre son bras paralysé. Le jeune homme a l'impression de rêver jusqu'à ce qu'il sente la chaleur de Corine blottie contre sa poitrine. Il l'enlace avec son bras gauche.

— J'ai failli ne pas arriver. Mon tramway est resté pris dans la circulation à cause d'un accident sur la rue Queen.

La respiration haletante de Corine témoigne de son trajet effectué au pas de course.

— Je suis tellement heureuse que tu sois enfin revenu, Napoléon.

Les larmes de Corine en inspirent à son ami qui voudrait écraser la jeune femme dans ses bras, mais se contente de caresser ses cheveux avec sa main gauche. Il essaie de parler mais, trop ému, il n'y parvient pas. Cependant, il sait qu'il retrouvera l'usage de la parole, contrairement à la force de frappe de sa droite, jadis si rapide et puissante. À cause d'une balle allemande logée pendant deux semaines dans son bras, le boxeur sait qu'il ne pourra probablement plus jamais compter sur son allié le plus précieux, ni reprendre sa vie d'avant la guerre.

11.

— Tu serais pas mieux chez tes parents?

Napoléon a entendu la question de Corine, mais hésite à y répondre. Après un mois passé à l'Hôpital militaire Spadina, il ignore la réponse. Au bout d'un long silence, il ose dévisager la jeune femme qui tient sa main gauche. Elle vient le voir presque tous les jours. Or, ses questions au sujet de sa thérapie musculaire et ses consultations avec les médecins finissent par l'irriter. Jusqu'à présent, malgré tous les exercices, son bras droit demeure paralysé.

Le soldat retire sa main et se redresse dans son lit. Contrairement à la plupart des autres patients, Napoléon est habillé et porte son uniforme pendant le jour.

— Oui, sans doute, murmure-t-il enfin. Mais je ne suis pas encore démobilisé. Puis mes parents n'ont pas besoin d'un infirme à la maison.

Corine se détourne de Napoléon, essuie la larme qui se forme au coin de son œil droit. Depuis son retour, son ami semble avoir perdu l'énergie vitale qui le rendait si redoutable dans le ring. Corine l'aime toujours, mais elle ignore comment l'aider à sortir de cette torpeur où il s'enlise de plus en plus chaque jour.

Une voix rassurante vient dissiper la tension.

— Il va falloir le laisser, ton beau, Corine. C'est l'heure de son rendez-vous avec le docteur Sullivan.

Corine échange un sourire avec Julie. «Elle est formidable, songe-t-elle. Napoléon a de la chance d'avoir abouti à son étage.»

Dès sa première visite à l'hôpital militaire, Corine avait été heureuse de faire la connaissance de l'infirmière serviable, toujours souriante et capable de leur parler dans leur langue. D'ailleurs, Julie a pris le couple sous son aile. Elle insiste pour que Napoléon l'accompagne à la messe à l'église du Sacré-Cœur tous les dimanches, sans quoi le blessé choisirait de rester enfermé à l'hôpital.

Cependant, Corine éprouve un peu de jalousie devant la beauté saisissante de l'infirmière, que même l'uniforme, aussi attrayant que l'habit d'une religieuse, ne peut cacher. Elle admire aussi sa calme assurance et le fait qu'elle ait trouvé sa voie, une profession où elle a la certitude de faire du bien, de porter secours à des gens qui en ont grandement besoin.

Corine se lève.

— De toute façon, je dois me préparer pour me rendre au travail.

Elle se penche et embrasse la joue de Napoléon qui se force à sourire. Corine quitte la salle tandis que Napoléon se lève et enfile sa veste.

— Si tu continues à faire cette tête, tu vas finir par la perdre.

Le visage de Napoléon se rembrunit.

— Elle mérite mieux que...

Le soldat n'achève pas sa phrase. Julie évite son regard et retire un journal de sa poche.

— Avant d'aller à ton rendez-vous, peux-tu me dire ce que raconte cet article.

Elle lui présente une page du *Toronto Star* où elle pointe son index vers le titre : « 700 morts de la peste ». À l'occasion, l'infirmière feint d'avoir de la difficulté à lire l'anglais. Cela lui sert de prétexte pour demander un service à Napoléon et, du même coup, le valoriser.

Le jeune homme lit rapidement le court article.

— C'est au sujet de la grippe espagnole, déclare-t-il en remettant le journal à Julie. La maladie s'est propagée dans une garnison de soldats espagnols au Maroc où elle a fait onze morts. En Espagne même, on compte plus de 700 morts jusqu'à présent.

— Mon Dieu! s'exclame Julie qui avait bien compris l'article.

— À Liverpool, j'ai entendu des marins anglais en parler. Selon eux, c'est une sorte de grippe différente qui se répand très rapidement. Des soldats américains l'ont eue au mois de mars.

— Sept cents morts, répète Julie, c'est horrible.

— C'est rien, ça !

Le ton sec de Napoléon surprend l'infirmière.

— Même si la maladie s'aggrave, on n'en entendra pas parler, poursuit le soldat. La censure va nous cacher ça, tout comme elle nous cache la situation réelle au front.

Interloquée par la sortie subite de Napoléon, Julie note une agitation dans les doigts de la main droite du soldat dont le poing veut se crisper sans y parvenir. L'infirmière perçoit une occasion d'administrer une thérapie de choc à son patient.

— Pourquoi tu te laisses abattre, Napoléon ? Tu as reçu un coup terrible, mais t'essayes même plus de t'en relever.

La question et le jugement de l'infirmière déstabilisent Napoléon comme une droite encaissée en pleine mâchoire. Il aime bien Julie et apprécie sa gentillesse, mais de quel droit ose-t-elle lui parler ainsi ? La rage, le sang bouillant de l'ancien boxeur montent dans ses veines. Ses pieds esquissent un mouvement de recul.

— Qu'est-ce que t'en sais ?

Julie, provoquée par l'hostilité soudaine de Napoléon, se laisse emporter par sa propre fureur.

— Depuis que t'es ici, tu fais juste t'apitoyer sur ton sort.

Contente que les autres patients ne comprennent pas le français, l'infirmière hausse le ton.

— T'as regardé un peu autour ? Les autres, comme ton ami McKenna, sont tous plus estropiés que toi. Est-ce que tu les entends se lamenter ? Là-bas, David Peterson n'a plus que la moitié de son visage ! Moi, je suis convaincue que si tu donnes la chance à ton bras de guérir et que tu y mets de l'effort, tu finiras par pouvoir utiliser ta main droite à nouveau.

Napoléon tremble de rage et, tout à coup, Julie, constatant l'ampleur de la violence qu'elle vient de décupler chez lui, commence à en avoir peur. Hors de lui, le patient lève le bras vers l'infirmière et hurle :

— T'as déjà vu un boxeur avec rien qu'un bon bras ?

Napoléon, stupéfait, sent la chaleur des deux mains de Julie qui ont saisi son poing droit, redevenu momentanément celui du boxeur, tout près de son visage. Ses yeux sortent presque de leurs orbites. Les cinq doigts de sa main droite sont repliés, le pouce aussi, prêt à donner un coup de poing.

« Est-ce que j'aurais pu vraiment la frapper ? se demande Napoléon. Je peux pas être rendu si fou que ça ! »

Se remettant rapidement de son propre émoi, Julie entoure de ses doigts fins ceux de Napoléon et, sans dire un mot, les libère doucement de leur pose hostile. Son travail accompli, Julie garde la main du soldat dans les siennes pendant quelques secondes. Dès qu'elle la relâche, le bras de Napoléon tombe. Il ouvre la bouche pour parler, mais seul son souffle haletant s'en échappe.

— Dépêche-toi, Napoléon, tu veux pas rater ton rendez-vous.

Le soldat obéit à la voix de la femme comme à l'ordre d'un officier. Dans son dos, Julie sourit. « Les Américains sont en Europe maintenant. Si les nouvelles optimistes du front peuvent se confirmer, la guerre va bientôt finir et la vie reprendra ses droits », pense l'infirmière en retournant à son travail.

Quand elle passe devant le lit de David Peterson, le blessé la fixe. Même si son pansement, qui ne couvre plus que la partie inférieure de son visage, l'empêche toujours de parler, ses yeux et son hochement de tête sont fort éloquents. « Je n'ai pas compris un mot de ce que avez dit à Bouvier, mais j'ai tout saisi. Vous faites des merveilles, Mademoiselle l'infirmière. »

12.

— C'est une belle journée pour vous promener à bicyclette, Monsieur le curé.

L'abbé Philippe Lamarche reconnaît que Charles Sirois a raison. Le seul ennui par ce samedi de fin juillet, c'est qu'il fait un peu chaud pour se déplacer en vélo, surtout en soutane. Le prêtre échange quelques propos anodins avec Sirois et lui demande, finalement, un exemplaire du *Droit*.

— Ils sont en arrière. Corine, va en chercher un pour Monsieur le curé.

La jeune femme, qui écoutait la conversation des deux hommes depuis le comptoir du magasin de son père, se rend dans le fond de la boutique. Elle y trouve des exemplaires du journal.

À son retour, son père et le prêtre sont engagés dans une discussion sérieuse.

— Non, c'est pas juste la guerre, Monsieur le curé. C'est la population de la ville qui a changé.

Philippe Lamarche accepte le journal que lui tend Corine.

— Oui, en moins de vingt ans, elle a presque doublé. Un demi-million d'habitants, c'est beaucoup de monde.

Charles Sirois secoue la tête.

— C'est pas juste le nombre qui a augmenté rapidement, c'est le pourcentage d'immigrants, et surtout d'immigrants de l'Angleterre. En 1901, les trois quarts des gens à Toronto étaient nés au Canada. Maintenant, c'est juste environ 60 %. Puis les gens nés au Royaume-Uni représentent un tiers de la population totale, tout près de 150 000. C'est pas pour rien que Toronto est devenue bien British! Les Britanniques sont presque cinq fois plus nombreux ici qu'ils l'étaient au début du siècle.

Tout comme Corine, le curé Lamarche a l'habitude des débordements de paroles du commerçant de la rue Queen.

— Ce que vous dites là est, en effet, préoccupant, Monsieur Sirois. Mais je m'inquiète davantage de la question de la conscription qui soulève les passions.

Charles Sirois refuse la pièce de monnaie que lui tend le prêtre.

— Justement. Pourquoi pensez-vous que l'appui pour la conscription est si fort à Toronto? C'est à cause de tous ces gens qui viennent de l'Angleterre!

Le prêtre, qui n'aime pas trop discuter de politique, décide de changer de sujet en posant une question à la jeune Sirois.

— Et ton beau Napoléon, Corine, comment se porte-t-il?

— De mieux en mieux, répond la jeune femme, un peu surprise par la question.

Elle sent que le curé voudrait qu'elle en dise davantage, par exemple au sujet de ses plans d'avenir avec Napoléon. De toute façon, Charles Sirois revient à la charge.

— Puis le grand ralliement qui va se tenir demain pour fouetter la ferveur du recrutement, ça ne donnera rien de bon. Les soi-disant patriotes vont juste lancer d'autres attaques contre les Canadiens français.

— J'espère que vous avez tort, dit le curé Lamarche qui, ensuite, remercie Charles Sirois pour le journal et quitte le magasin.

Corine se met alors à réfléchir aux prédictions de son père. Elle aussi souhaite qu'il n'ait pas raison.

13.

— Si vous voulez faire de la boxe, rendez-vous au gymnase.

Malgré son ton sévère, Julie étale un beau sourire. Napoléon Bouvier, qui s'amuse à cogner doucement avec ses poings les mains ouvertes de Ted McKenna en esquissant des mouvements rapides de droite à gauche, s'arrête. Il sourit en direction de l'infirmière à l'autre bout de la salle.

— Elle a raison, Ted.

— T'appelles ça de la boxe! s'indigne l'infirme debout, appuyé contre ses béquilles. Un enfant de cinq ans a plus de force que ça.

La plaisanterie laisse Napoléon pensif, car elle renferme une part de vérité. Depuis trois mois, son bras droit reprend, petit à petit, de la vigueur, au moins assez pour qu'il puisse se servir de sa main droite. Mais la force et la motricité de celle-ci demeurent limitées. Après à peine une trentaine de frappes contre la paume de Ted, il ressent une énorme fatigue.

Voilà deux semaines, Napoléon a enfin obtenu son congé de l'hôpital pour être affecté au camp d'entraînement militaire du centre-ville où il effectue des corvées faciles. Néanmoins, il passe toujours beaucoup de temps à l'hôpital, soit à consulter le médecin, soit à visiter son ami Ted, ou encore à faire du bénévolat pour aider Julie et ses collègues. Les progrès de son ancien patient et la main-forte qu'il lui prête ont de quoi ravir l'infirmière.

— On devrait y aller quand même, déclare Napoléon. Ma blonde va nous attendre à l'extérieur de l'aréna si on arrive en retard.

Les deux hommes saluent Julie et se dirigent vers la sortie de l'hôpital. Arrivés dehors, ils respirent à pleins poumons l'air tonique de cette journée splendide de la fin juillet.

— C'est plus une journée pour aller se promener au parc avec sa dulcinée que pour assister à une réunion patriotique, hein Frenchy?

Napoléon approuve par un hochement de tête.

— Hélas! le devoir nous appelle, soupire-t-il.

Napoléon avance au rythme de Ted et, un peu plus loin, les deux hommes montent dans un tramway de la rue Queen. Par ce dimanche après-midi, la plupart des passagers sont vêtus de leurs plus beaux habits, comme Napoléon qui a assisté à la messe avant de se rendre à l'Hôpital militaire Spadina. Ted porte toujours son uniforme. Napoléon aurait préféré se rendre à pied au centre sportif où se tient l'assemblée *Vers la victoire*, mais il a accepté d'accompagner son ami handicapé qui doit avoir recours aux transports en commun. Dans le regard des autres passagers, il peut lire de la sympathie pour l'unijambiste.

Une vingtaine d'arrêts plus loin, les deux amis descendent du tramway. Parmi les nombreux piétons dans la rue achalandée devant le centre sportif, Napoléon repère la forme svelte de Corine dans sa robe du dimanche.

— En retard, comme toujours, les gronde Corine d'un air taquin.

Elle se place entre les deux hommes et prend le bras de Napoléon. Le trio se fond dans la foule qui pénètre dans l'aréna. À l'intérieur, les trois ont juste le temps de trouver une place dans les gradins avant le coup d'envoi de la réunion donnée par une fanfare militaire accompagnée de cornemuseurs. Les lampes au plafond éclairent un podium et une large allée occupe l'espace normalement réservé à la glace de la patinoire. Au son de cette musique martiale, des soldats se mettent à défiler. Napoléon pointe un groupe, les 48e Highlanders, qui marchent fièrement à l'unisson. Corine presse le bras de son fiancé en remarquant une larme couler de l'œil de Ted McKenna. « Est-il ému de voir ses confrères parader ou triste de ne plus être en mesure de les accompagner ? se demande Corine. Sans doute, les deux. » Depuis qu'elle a apprivoisé l'ami de Napoléon, sa sympathie à son endroit ne fait que croître, car elle devine les nombreuses épreuves qui l'attendent.

La parade se termine et la foule entonne des chants patriotiques. Tout d'abord, le *God Save the King*, suivi de *Abide by me*, *The Maple Leaf* et, enfin, *Boys of the old Brigade*. Cette assemblée de 6 000 personnes se tient dans une atmosphère survoltée. La conscription, que le gouvernement du Canada se prépare à voter prochainement, divise le pays. Même si, à Toronto, les seules voix qu'on écoute sont celles en faveur de l'enrôlement obligatoire des jeunes hommes, au Québec, où la province a voté massivement contre cette mesure lors des élections de décembre, l'opposition à la conscription se fait de plus en plus véhémente. Lors du congé de Pâques, entre le 28 mars et le 2 avril 1918, dans la ville de Québec, une série de manifestations et de gestes violents contre la conscription a dégénéré en émeute. Le soir du 1er avril, les soldats appelés en renfort de l'Ontario pour restaurer l'ordre ont tiré sur la foule. Bilan : quatre morts et 70 blessés et, le 4 avril, le décret de la loi martiale.

Des orateurs, hommes et femmes, se succèdent au podium pour rappeler le besoin de redoubler d'efforts pour gagner la guerre. Même si la victoire finale est à portée de main, martèlent-ils les uns après les autres, il faut maintenir l'ardeur collective et accepter encore d'autres sacrifices. La foule applaudit chaleureusement.

Quand un militaire à l'air farouche monte sur le podium pour souligner l'appui à la conscription de l'Association des anciens combattants, Napoléon éprouve un malaise. Le représentant à l'accent britannique très prononcé se lance dans une diatribe contre les opposants à la conscription sans cacher son mépris, voire sa haine, pour les derniers.

— Au sujet des Canadiens français qui sont contre la conscription et ne veulent pas s'enrôler, hurle-t-il, je vous dis que ce sont ni des Canadiens, ni des Français. Ce sont des traîtres !

Un tonnerre d'applaudissements gronde dans l'aréna. La foule se lève comme un seul homme. Les visages de Corine et de Napoléon pâlissent, car ils sentent une hostilité palpable dans l'air.

— Jamais nous ne céderons aux traîtres ! poursuit le soldat au microphone.

Napoléon prend Corine par le bras et dit à Ted qu'ils doivent partir. Sans attendre pour voir si son ami l'a compris malgré le vacarme, il pousse Corine vers le bout de la rangée et la sortie. Son sang bouillonne.

— Les Canadiens français sont des traîtres, scande l'orateur enflammé.

À voir leur complexion exsangue, on serait porté à croire que Napoléon et Corine souffrent d'une indisposition subite. Les poings du jeune homme se crispent ; même sa main droite pourrait blesser quelqu'un. « Il faut arriver jusqu'à la sortie, se répète Napoléon. Si on essaye de nous barrer la route, je ne réponds pas de mes actions. »

14.

À l'extérieur de l'aréna, le soleil et les grandes lampées d'air libre respiré goulûment par Napoléon et Corine ont un effet bénéfique presque immédiat sur eux.

— Ça va ? demande Corine en entourant de ses mains celles de Napoléon.

Il hoche la tête.

— Éloignons-nous d'ici au plus vite.

Le couple quitte l'endroit à grandes enjambées. Compte tenu de la chaleur de l'après-midi d'été, Napoléon, qui sue à grosses gouttes, propose à Corine de faire le reste du trajet en tramway. Peu après, debout dans la voiture, Napoléon donne libre cours à sa frustration.

— Je me demande pour quel pays je suis allé me battre ? Aux yeux des Anglais, nous, les Canadiens français, on serait devenus pires que les Boches ?

Corine essaye de calmer son ami.

— Ce sont juste quelques écervelés emportés par la fièvre de la guerre. Je connais plusieurs Canadiens anglais qui appuient l'effort de guerre sans être en faveur de forcer les gens à aller se battre.

— T'as raison, Corine. Toronto a beaucoup souffert. Cette guerre fait ressortir le meilleur et le pire des gens.

En achevant sa phrase, Napoléon remarque derrière Corine un homme assis, vêtu d'un complet impeccable et portant une barbiche blanche, qui les dévisage d'un air indigné. Le regard étonné du jeune homme pousse le vieux monsieur à s'exclamer :

— *You should speak white here!*

Corine, interdite et décontenancée par cette insulte, craint la réaction de Napoléon et lui prend le bras. Le poing droit de Bouvier se crispe mais, la seconde d'après, se détend. Sa voix donne la réplique dans un anglais aussi narquois que possible :

— Mon cher monsieur, je parlerai français où et quand je voudrai. Je suis Canadien et né à Toronto. Je suis Canadien français et je me suis enrôlé comme volontaire dans l'armée canadienne. Je reviens du front en Europe où j'ai fait la guerre pour défendre la liberté, dont celle de parler français dans mon pays. Je me suis battu entre autres à la crête de Vimy avec des camarades vaillants. Où étiez-vous pendant ce temps ? Sans doute très confortable chez vous. Ma fiancée travaille de longues heures dans une usine à fabriquer des munitions pour nos troupes. Si vous étiez moins vieux et si je n'avais pas été gravement blessé au bras droit à la bataille de Passchendaele, il est fort probable que je vous aurais répondu par un coup de poing.

Le visage du vieux monsieur affiche une expression qui trahit du malaise et de la confusion. Le tramway s'arrête et l'homme, sans dire un mot, se lève brusquement pour se précipiter par les portes ouvertes. Quelques voyageurs, d'abord médusés par la scène, se mettent ensuite à applaudir. Napoléon a un sourire gêné. Corine l'embrasse. « Les mots, quand ils expriment la vérité, peuvent frapper encore plus fort qu'un coup de poing», constate le jeune soldat en regardant le monsieur à la barbiche prendre la poudre d'escampette.

15.

Une atmosphère de turbulence flotte dans l'air de la ville en cet après-midi du 2 août. Les nouvelles du front, malgré de lourdes pertes, s'annoncent bonnes : les alliés ont bloqué les nouvelles avancées allemandes. En route pour l'hôpital militaire, Napoléon sent de la grogne chez les gens qu'il croise dans la rue. Il a l'impression que tout le monde anticipe un automne pénible et ensuite un autre hiver interminable de cette guerre que les militaires avaient prédit de remporter avant Noël 1914.

Pourtant, Napoléon, en permission pour deux jours, vit des moments de fébrilité. Sa main et son bras blessés continuent à reprendre des forces. Même si la caserne et le dortoir au camp d'entraînement sont plutôt spartiates, ses tâches ne sont pas très exigeantes. Il a même du temps de loisir qui lui permet de faire des visites à l'hôpital. D'ailleurs, il ne sait plus ce qui lui donne le plus de plaisir : causer avec Ted McKenna ou aider Julie Arsenault dans son travail. Tout compte fait, pense Bouvier en pénétrant dans l'hôpital, sa préférence penche sûrement du côté de l'infirmière.

Quand il arrive dans la salle H, Napoléon s'étonne de trouver son copain debout, sur le point de partir. Il lui demande où il s'en va.

— Il faut aller leur montrer que, les gars revenus du front, on n'acceptera plus la manière qu'on nous traite. Puis, on va plus les laisser fermer les yeux sur la présence des ennemis parmi nous !

McKenna lui résume alors l'incident qui l'a mis dans tous ses états. Le soir précédent, le soldat Cluderay, revenu d'Europe, s'est trouvé au White City Cafe de la rue Yonge. Il s'est disputé avec des clients et le serveur, un Grec, c'est-à-dire un étranger, bien que d'un pays allié. La prise de bec a dégénéré en bataille et le soldat s'est fait une entaille au front. Pourtant, c'est Cluderay que la police a arrêté et accusé d'ébriété dans un lieu public.

— Le bruit de ce scandale a circulé parmi les gars, ajoute McKenna. Ce soir, un groupe va se rendre au White City Cafe pour leur faire la leçon. Tu tombes bien, Frenchy. Tu peux m'accompagner.

Le jeune Franco-Ontarien, perplexe face à l'agitation de son ami, éprouve alors des sentiments contradictoires. Il croise le regard de Julie qui, de toute évidence, est au courant de cette histoire. Ses yeux le supplient de ne pas se joindre aux soldats mécontents. Napoléon s'arrache de ce regard et réfléchit rapidement. « Une tête froide parmi ces esprits échauffés servira peut-être à calmer le jeu, raisonne-t-il. Puis je peux pas laisser Ted partir seul comme ça. S'il se laisse emporter, il risque de se faire mal. »

Aussi, Napoléon sourit timidement en direction de Julie qui se détourne alors brusquement.

« Elle ne peut pas comprendre, soupire Bouvier en son for intérieur. Ce sont mes frères d'armes. »

16.

— Ils donnent des emplois aux étrangers, mais pas aux Canadiens revenus de France !

Le commentaire suscite une approbation bruyante du groupe d'hommes qui ne cesse de croître devant le restaurant du 438 de la rue Yonge. Ted McKenna brandit une de ses béquilles dans les airs d'un geste menaçant. Étonné de se retrouver dans une foule aussi nombreuse et ouvertement hostile, Napoléon s'inquiète. L'attroupement devant le White City Cafe déborde du trottoir et ralentit la circulation de l'artère achalandée. Parmi les hommes en uniforme, où Napoléon reconnaît des camarades de son bataillon, il distingue aussi plusieurs civils qui donnent libre cours à leur hargne. Devant cette meute de plus de deux cents hommes, il se sent complètement incapable d'arrêter la vague de ressentiment qui s'amplifie. Il comprend la frustration de certains manifestants, surtout les estropiés comme Ted, qui doivent vivre avec les séquelles de leur sacrifice. Vers qui peuvent-ils diriger leur colère ?

— Ce soir, nous voulons de la justice ! crie un grand soldat qui lève le poing de son bras unique.

De part et d'autre, les protestataires réclament la libération du soldat Cluderay arrêté la veille.

— Qu'on envoie les étrangers dans l'armée et au front! hurle Ted en frappant la vitrine du restaurant avec le bout de sa béquille.

L'impact de son geste fracasse la vitrine qui éclate en mille morceaux. McKenna a-t-il fait par exprès ou est-ce un accident? Napoléon se pose la question quand, soudain, des hommes se ruent vers l'intérieur de l'établissement comme si on venait de leur donner un signal. La foule déchaînée se met à saccager tout ce qui lui tombe sous la main : des tables, de la vaisselle et même de la nourriture sont projetées par les fenêtres cassées. Les employés et les clients fuient les lieux et cette folie destructrice.

Horrifié, Napoléon essaye de tirer le bras de Ted pour l'amener ailleurs. Mais le soldat encourage les autres à poursuivre leur œuvre. Comme des mouches attirées par un cadavre en décomposition, d'autres soldats et civils arrivent pour prêter main-forte. Peu après, quand il ne reste plus le moindre objet à casser, un soldat lance à tue-tête :

— Je connais un autre restaurant grec sur la rue Bloor.

La meute surexcitée se déplace vers l'adresse donnée, soit le 985, rue Bloor ouest. Napoléon exhorte son copain à rentrer à l'hôpital. McKenna accepte plutôt l'invitation d'un civil qui lui offre une place dans sa voiture pour suivre la foule. Napoléon hésite : abandonner son ami qui a perdu la raison? Malgré lui, il prend place à bord de la voiture avec Ted. «S'il continue, je vais l'assommer pour l'arrêter», se promet Bouvier.

Au deuxième restaurant, la police, prévenue de la manifestation hors de contrôle, arrive sur les lieux. Cependant, intimidés par le nombre d'émeutiers et craintifs de voir la situation dégénérer en bataille rangée, les agents n'interviennent pas. Les soldats et les civils enragés réduisent le deuxième restaurant en débris. Napoléon réussit cette fois à tenir son ami à l'écart de l'action même si ce dernier appuie toujours les efforts des émeutiers avec ses vociférations.

Les manifestants, excités par leur rage décuplée, partent en direction d'un autre restaurant de la rue Yonge. La police tente de les empêcher d'avancer cette fois, mais ils forcent leur chemin jusqu'à l'intérieur d'un troisième commerce qui subit le même sort que les deux autres.

« Ça va mal finir tout ça », songe Napoléon en essayant en vain de convaincre son copain d'abandonner la partie. La foule remonte toujours la rue Yonge à la recherche de nouveaux établissements qui embauchent des étrangers. Elle s'arrête un moment devant le restaurant Superior Lunch. Toutefois, juste avant de s'y attaquer, un soldat fait remarquer au groupe que l'établissement compte des anciens combattants parmi ses employés.

Ainsi, la nuit tombée, la marche insensée et dévastatrice reprend. La police, qui a appelé des renforts, érige alors un barrage dans la rue Yonge avec l'appui d'un contingent de soldats. Toutefois, les émeutiers ne se laissent pas décourager et attaquent les forces de l'ordre qui ripostent de façon musclée. Désemparé, Napoléon voit son ami se lancer dans la mêlée. Un policier costaud met la main au collet de l'unijambiste qui se défend tant bien que mal en brandissant une de ses béquilles comme arme.

Napoléon se porte au secours de Ted. Le policier, surpris par l'intervention de Bouvier, lâche Ted qui tombe par terre. Instinctivement, Napoléon adopte sa posture de boxeur pour affronter le colosse. Il évite de justesse un coup de matraque. L'ancien pugiliste s'abandonne à ses réflexes. Son poing droit, comme mû par une volonté qui lui est propre, s'élance vers le visage du policier pour l'atteindre en pleine mâchoire. Un craquement retentit en même temps qu'une douleur affreuse envahit le poing et le bras de Napoléon. Un gémissement traverse les lèvres de Bouvier qui voit son adversaire s'effondrer. Pendant un court instant, au milieu du tumulte de la confrontation, Napoléon a l'impression de se retrouver dans un ring de boxe.

— K.-O., Frenchy! crie triomphalement Ted qui a réussi à se remettre debout sur sa jambe.

Napoléon, revenu à la réalité, se serre le bras droit et se précipite vers son ami.

— Si tu viens pas avec moi cette fois, tu vas être le prochain que je vais assommer, profère-t-il d'un ton très sérieux.

Ted sourit, emboîte le pas à Napoléon et les deux hommes s'esquivent aussi vite que possible dans une rue perpendiculaire, l'un ralenti par sa jambe amputée et l'autre par le mal atroce dans son poignet et son bras. «Ça va se corser», songe Napoléon. Malgré la souffrance, une pensée l'obsède : «Mon poing a retrouvé toute sa force. Mais, je viens peut-être de l'endommager pour de bon.»

17.

— T'es chanceux qu'ils ne sont pas cassés.

Julie applique délicatement un pansement autour de la main droite de Napoléon. Par bonheur, l'infirmière était toujours de service quand Ted et lui sont entrés à l'hôpital juste avant minuit. McKenna s'est installé confortablement dans son lit, tandis que Napoléon a suivi Julie jusqu'au dispensaire où elle a entrepris d'examiner sa main droite contusionnée.

Julie déplace les doigts meurtris, ce qui suscite un cri de douleur chez le blessé.

— Comment tu vas expliquer ça à ton commandant?

Avec son regard sévère, Julie ressemble à une enseignante qui gronde un élève chétif. Napoléon y reconnaît, trait pour trait, l'expression de Corine quand elle lui fait des reproches.

— Je vais lui dire que je suis tombé sur ma main.

L'infirmière, plus ou moins satisfaite de la réponse, se concentre à nouveau sur sa tâche. Napoléon lui a avoué sa participation avec Ted à une manifestation qui a mal tourné, sans lui révéler rien de plus. Des sentiments opposés tourmentent le jeune homme. D'un côté, l'envie de crier avec fierté qu'il a terrassé un géant avec sa droite et, de l'autre, la honte d'avoir succombé à ses instincts de guerrier pour s'attaquer à un policier. Les risques qu'il a courus lui sont apparents maintenant : l'emprisonnement ou, pire encore, un mauvais coup de matraque. Il a fait jurer à Ted de ne pas souffler mot de leur escapade à quiconque.

— T'es bien fine, Julie.

Les yeux de la jeune femme se lèvent vers le blessé qui étale son plus beau sourire.

— Je prends toujours soin de mes... de mes hommes.

Julie a voulu employer un ton maternel, mais la voix sortie de sa bouche renfermait une tout autre tendresse. Sous l'emprise d'une forte émotion, Napoléon cède à l'impulsion d'ouvrir son cœur. De sa main gauche, il enserre celle de Julie.

— T'es vraiment une femme extraordinaire. Je sens que...

— T'as de la chance, l'interrompt Julie en retirant sa main et se levant brusquement. Il y a un lit vide au fond de la salle. Tu peux y passer la nuit.

— Mais, Julie...

Napoléon se lève à son tour et tente de se rapprocher de l'infirmière qui recule d'un pas.

— Va te coucher ou je vais te casser l'autre main.

Le ton de Julie est sec et sans appel.

— Je termine mon service. Bonne nuit, Napoléon, ajoute-t-elle en virant sur ses talons.

Confus et convaincu d'avoir commis un faux pas, le jeune soldat regarde autour de lui et réprime son désir de donner un coup de poing dans le mur. Les pas feutrés et rapides de Julie retentissent dans le corridor sombre. Heureusement, il ne voit pas le visage de l'infirmière qui, de sa main encore chaude du contact avec celle de Napoléon, essuie des larmes.

18.

— Qu'est-ce qu'ils pensaient accomplir en se comportant comme des abrutis sans foi ni loi?

Ce jugement catégorique vient de Corine qui se promène au bras de Napoléon dans le parc des jardins Allen, à l'angle de Gerrard et Sherbourne, comme ils le font souvent après la messe du dimanche. Ce matin, Napoléon n'a pas été le seul à remarquer l'absence de Julie. Le couple profite du temps merveilleux pour se prélasser au soleil. Toutefois, sans le savoir, en évoquant l'article qu'elle a lu dans le *Globe and Mail* au sujet des émeutes des soldats du vendredi soir, Corine vient de s'aventurer dans un terrain miné.

— L'ordre n'a pas été rétabli avant deux heures du matin. Quinze restaurants ont été saccagés et les dommages s'élèvent à 40 000 $. Puis la police a arrêté quinze personnes, dont six soldats!

Soudain, Napoléon s'immobilise. Les yeux de Corine vont du visage de son fiancé au pansement à son poing droit.

— Napoléon! Dis-moi pas que...

— J'ai rien fait de mal!

Napoléon, peiné d'avoir pris un ton trop tranchant, essaye de se faire conciliant.

— Écoute, Corine, tu comprendrais pas. Il vaut mieux pas en parler.

Interloquée, la jeune femme ne cache pas sa déception.

— Quand on sera mariés, Napoléon Bouvier, t'auras besoin de tout me raconter, même les choses que tu penses que je ne comprendrais pas.

Elle fait quelques pas et se retourne pour ajouter :

— Au moins tu n'étais pas là hier matin à l'hôtel de ville ?

Napoléon secoue vigoureusement la tête en signe de négation. Lors d'une deuxième manifestation, le lendemain de la première, les soldats mécontents ont exigé la libération de leurs camarades arrêtés le vendredi soir. Ils se sont présentés devant deux préfectures de police et ont menacé de les assiéger. Les forces de l'ordre, notamment des policiers à cheval, ont violemment réprimé ce désordre. Napoléon, en permission jusqu'au lendemain matin, s'est sagement tenu très loin de cette nouvelle explosion de colère.

Maintenant, il voit bien son erreur : éviter le sujet de la manifestation n'a fait qu'aggraver son cas. Il fait quelques enjambées pour rejoindre sa fiancée.

«Là, notre après-midi ensemble est gâté, par ma faute», rouspète-t-il intérieurement.

19.

— Il va arriver d'une minute à l'autre. Peu importe son apparence, je compte sur vous.

Julie dévisage les deux hommes avec sévérité pour qu'ils comprennent bien ce qui est en jeu : l'avenir de David Peterson. McKenna et Bouvier échangent un regard complice et le dernier rassure l'infirmière.

— Quand il viendra, nous ferons notre possible pour l'encourager.

Cette promesse semble satisfaire Julie qui, cependant, ajoute :

— N'allez surtout pas exagérer vos réactions. Si vous jouez la comédie, David va sûrement s'en apercevoir.

L'infirmière laisse les deux hommes qui reprennent leur jeu de cartes. Tendus, tous les patients surveillent le retour de David Peterson, parti se faire enlever ses pansements. Après des mois d'attente, en ce début septembre, le jeune homme défiguré verra les résultats de la dernière étape de la chirurgie reconstructive et le visage avec lequel il devra vivre pour le reste de ses jours.

Nerveux, Bouvier et son ami se parlent de tout et de rien, ni l'un ni l'autre pouvant tolérer le silence. À l'autre bout de la salle, Julie, assise à son poste, essaye de se concentrer sur la rédaction de rapports sur ses patients sans grand succès. Elle ignore quelle sera sa réaction au nouveau visage de Peterson. Elle a vu les photos de sa blessure à son retour du front voilà deux ans, juste avant que les chirurgiens entament la première d'une série d'opérations pour lui greffer de la peau au visage et au moins refermer sa plaie béante. Pourra-t-elle se retenir si...

Soudain, des pas lents se font entendre au bout du corridor. Les têtes se tournent dans cette direction. Par cette journée sombre, on ne distingue qu'une silhouette avançant vers la salle H, un homme en uniforme et au teint très pâle qui finit par surgir de l'ombre. Personne parmi la dizaine de patients n'ose contempler ce nouveau visage. Quand Julie se lève et se place carrément devant Peterson, le soldat et l'infirmière se fixent longuement.

— Regardez-moi pas! s'écrie le jeune homme en couvrant son visage des mains. Je suis un monstre. J'aurais dû mourir.

Il se précipite jusqu'à son lit où il s'enfouit le visage dans son oreiller. McKenna monte sur ses béquilles et, suivi de Napoléon, se rend au chevet de Peterson.

— Envoie, David, décoche Ted d'un ton taquin, retourne-toi. Au front, Frenchy et moi, on a vu des horreurs bien plus laides que tes petites cicatrices.

Mû par la colère, Peterson se retourne brusquement. Les expressions de ses deux amis demeurent de glace, malgré le spectacle désolant de ce visage rapiécé. Ses nouvelles lèvres boursouflées s'étendent sur deux sections, l'une plus grande que l'autre. Son nez, un bouton de chair rond, occupe le centre de son visage au complet. Du côté gauche, une longue cicatrice sillonne sa joue et son œil paraît légèrement plus bas que l'autre.

— Qu'est-ce que t'en penses, Frenchy?

Napoléon prend une longue respiration, puis plisse les lèvres avant de laisser tomber de façon désinvolte :

— Bien, je ne sais ce qu'il avait l'air avant d'être blessé. C'est peut-être une petite amélioration. En tout cas, moi j'ai déjà paru plus laid que ça après un combat de boxe.

Les deux comparses guettent la réaction de Peterson. Ses lèvres bougent à peine perceptiblement. Est-ce un sourire?

— Moi, j'ai vu ton visage avant la chirurgie, David.

Julie se joint aux trois hommes et tend une enveloppe au patient.

— Regarde ces photos. Tu ne pourras jamais passer inaperçu, mais plus personne n'hésitera à te regarder dans les yeux.

— Et à reconnaître ton courage, ajoute Ted. Au moins, toi, tu vas partir de ce maudit hôpital sur tes deux jambes.

David Peterson baisse les yeux. En ce moment, il saisit qu'il a le pouvoir d'enlever la cicatrice invisible qui recouvre son cœur, qu'il doit y parvenir s'il espère venir à bout de vivre avec l'autre, qui marquera pour toujours son visage. Cependant, tout le monde ne sera pas aussi compatissant que les gens de la salle H.

— Allons prendre un peu d'air, propose Napoléon en donnant de sa main droite, à peu près guérie, une tape affectueuse sur l'épaule de Peterson.

«Julie avait raison, pense-t-il. Même si je ne retourne jamais dans le ring, je n'ai pas raison de m'apitoyer sur mon sort.»

PARTIE IV
De nouveau au front

20.

Le mardi 17 septembre 1918

« Bonne fête, Napoléon ! »

Les lèvres de Corine l'embrassent et il sent sa chaleur même à travers sa robe. Le premier baiser donne lieu à un deuxième, encore plus chaud, plus passionné. La langue de Napoléon chatouille celle de sa fiancée. Ses mains caressent son corps, font sauter des boutons. L'extase de se coller contre cette peau lisse et aussi brûlante que la sienne le liquéfie. Il se sent couler. Est-il en train de faire l'amour ? Oui, cette euphorie qui le berce doit bien être cela. Soudain, il se rend compte que les cheveux de celle qu'il enlace si fougueusement sont noirs et pas châtains, que le visage qu'il couvre de baisers n'est plus celui de Corine, mais de Julie.

— Debout Bouvier ! C'est l'heure.

Napoléon ouvre les yeux et, brusquement, découvre la lumière pâle du début du jour qui filtre à travers les fenêtres sales du dortoir de la caserne. La voix du sergent Thomas vient de le tirer d'un rêve, d'un fantasme érotique, mais déconcertant. Il met les pieds par terre et se frotte le visage. La chaleur qui l'enveloppait voilà cinq secondes s'est volatilisée dans la froideur du matin.

Qu'est-ce qui lui a inspiré un tel rêve? La veille, il était bel et bien avec Corine. Après un souper ensemble pour célébrer son anniversaire de naissance, il est sagement entré à la caserne.

— Grouillez-vous. Le boulot nous attend.

Le sergent, frais rasé et habillé, exhorte les soldats mal réveillés à s'activer. Comme les autres, Napoléon se rend aux salles de bain communes et fait sa toilette rapidement. Depuis hier, il a l'âge légal pour être dans cette armée où il a déjà passé presque deux ans. Aujourd'hui, cette période lui semble beaucoup plus longue, tellement ses expériences pénibles l'ont vieilli. Lui, qui était si pressé de s'enrôler, attend impatiemment de recevoir son congé de l'armée. Ce rêve bizarre, en fait pas le premier du genre à agrémenter ses nuits, serait-il un signe qu'il doit à tout prix se marier bientôt?

Peu après, pendant le petit déjeuner, le sergent Thomas renseigne les hommes de son peloton sur leur affectation pour la journée.

— Il paraît que tu aimes bien traîner dans les hôpitaux, Bouvier. Pour les prochains jours, tu vas donc être bien servi.

Désigné pour faire partie d'un détachement chargé d'aller prêter main-forte au personnel de l'Hôpital de la base de la R.A.F.[*], Napoléon se joint à une dizaine de camarades pour entreprendre le voyage à pied jusqu'à l'établissement, une structure de bois à l'angle des rues Gerrard

---

[*] R.A.F., le sigle de Royal Air Force, l'aviation canadienne.

et Church. Cet édifice municipal, prêté aux militaires pour appuyer l'effort de guerre, sert à loger les malades de la Royal Air Force, les nouvelles forces de l'air du Canada. Napoléon, qui est déjà passé devant l'hôpital, y pénètre pour la première fois et reste désarçonné en y découvrant des patients mur à mur.

Un officier, le responsable de l'hôpital, le colonel Hardy, jumelle Napoléon à un membre des forces de l'air.

— Roland Michener, déclare le jeune homme qui tend la main à Napoléon. Je viens de Red Deer en Alberta. Je vais être pilote si jamais je peux finir ma formation ici. Je ne pensais pas que vider des pots de chambre et transporter des malades en ferait partie, mais le fonctionnement de la R.A.F. est bien mystérieux.

Bouvier, toujours un peu désemparé, suit les instructions de Michener, qui a tout juste dix-huit ans. Ils remontent un corridor bordé de malades, certains couchés dans des lits de camp, d'autres tout simplement par terre, pour aboutir à des portes et à une aire de déchargement.

— Qu'est-ce qui se passe ici ? demande Napoléon.

Michener lui fait signe de prendre l'autre bout d'un brancard où un jeune homme fiévreux marmonne des paroles inintelligibles.

— Celui-là, il faut le monter à la salle des grippés. Ce qui se passe ? Il y a trop de malades et pas assez de place. Cet hôpital a été conçu pour 300 patients. Il paraît qu'ils seraient près de 900 là-dedans.

Napoléon siffle un juron et lève son bout de la civière.

— Est-ce qu'il y a des malades avec la grippe espagnole ?

Le soldat songe à un article dans le *Star* d'hier, selon lequel, dans le camp militaire de volontaires polonais-américains à Niagara-sur-le-lac, on signalait 188 cas de cette grippe qui se répand aux États-Unis.

Michener, qui avance en tenant la civière derrière lui, tourne la tête pour répondre.

— Je sais rien, moi. Mais je peux te dire qu'il y a des gars au camp d'entraînement de la R.A.F. à Hamilton qui l'ont.

Les deux brancardiers transportent leur malade jusqu'à une vaste salle où ils le déposent dans un lit vide parmi la trentaine d'autres occupés par des patients qui toussent ou dorment.

— Il en reste une dizaine à monter, déclare Michener en signalant à Napoléon de reprendre son bout de la civière vide.

— Ils sont combien avec la grippe ici ?

— J'ai entendu le colonel Hardy parler de deux cents. À certains moments de la journée, je changerais bien de place avec l'un d'eux. Passer la journée au chaud, dans un lit confortable. Nous autres, les recrues de la R.A.F., on est logés dans l'entrepôt de l'école élémentaire Jesse Kechum. On nous a donné des lits en pin et quelques couvertures. Même pas une paillasse. C'est dur comme de la roche !

Napoléon retient sa colère. Ce blanc-bec de l'Alberta qui veut s'amuser à piloter des avions ne connaît rien à la souffrance. S'il trouve que dormir dans un lit dur est pénible, il devrait se coucher dans la boue d'une tranchée avec des obus qui pleuvent tout autour pour voir! Bouvier se calme, car s'en prendre à Michener serait une erreur. Mieux vaut conserver de bons rapports avec cette mine de renseignements utiles s'il veut survivre dans cet hôpital aux conditions difficiles.

De retour au débarcadère, ils retirent un autre malade d'un camion. La veille, le père de Corine lui avait montré un article du journal *Le Devoir* paru la semaine précédente. Il parlait du congrès eucharistique de Victoriaville, qui avait attiré 25 000 personnes entre les 12 et 16 septembre. Depuis, le collège de la ville est fermé, car on y rapporte de nombreux cas de grippe espagnole.

Cette maladie qui fait des ravages en Europe et aux États-Unis est-elle sur le point de se répandre au Canada? Le soldat a un mauvais pressentiment. «Julie doit en avoir des nouvelles, pense-t-il. Au moins, elle saura quelles précautions il faut prendre.»

21.

— Prions maintenant pour la fin de la guerre.

À la suggestion du vicaire Lussier, tous les fidèles dans l'église du Sacré-Cœur baissent la tête et demandent à Dieu de mettre fin à ce fléau déclenché par des êtres humains et qui, depuis quatre ans, a changé le cours d'un nombre incalculable de vies et mis fin à des millions d'autres.

Cependant, en ce dimanche 29 septembre, les paroissiens ignorent qu'une autre calamité s'apprête à s'abattre encore plus directement sur eux que cette guerre de l'autre côté de l'océan.

Peu après, Napoléon retrouve Julie sur le parvis de l'église et l'invite à se joindre à lui et à Corine pour une marche. L'infirmière accepte et, une femme à chaque bras, Napoléon remonte la rue Church.

— Je dois faire bien des jaloux, lance-t-il à ses deux compagnes.

Le trio arrive au parc des jardins Allan où il déambule tranquillement en observant les autres promeneurs et la flore déjà marquée par les couleurs de l'automne. Les deux femmes échangent des commentaires dans un flot de paroles et de rires que Napoléon prend plaisir à écouter. «Elles s'entendent à merveille, constate-t-il. J'ai vraiment de la chance de les avoir dans ma vie, surtout en ce moment.» Il n'a plus repensé à cette soirée où il a commencé à ouvrir son cœur à Julie. Du moins, il réussit à en chasser le souvenir chaque fois qu'il se manifeste.

— Regardez là-bas, encore des gens en deuil, chuchote Corine qui contemple une famille, un homme et une femme à la mine sombre avec deux jeunes enfants. Les quatre portent des brassards violets. Je me demande si leur fils était sur la liste des morts à la guerre dans le journal d'hier?

— On a beau recommander aux parents des soldats tués de porter des crêpes violets plutôt que de se vêtir d'un costume de deuil au complet, ça ne fait pas oublier la guerre pour autant.

Napoléon n'a pas pu retenir son amertume. Ses pensées s'envolent vers ceux qui sont encore dans les tranchées pour ensuite revenir aux nouveaux conscrits qui, dans les prochaines semaines, devront se présenter aux centres d'enrôlement sous peine d'être pourchassés par la police. Doucement, il éloigne ses amies de ce triste rappel des coûts humains de la guerre. Fatigué de porter l'uniforme qui, pourtant, suscite les regards admiratifs des passants, Napoléon s'est vêtu en civil endimanché. Ainsi, il s'expose au risque de se faire «plumer» par un de ces groupes de femmes patriotiques qui circulent à l'improviste dans la rue pour poser des plumes de poule sur les jeunes hommes en tenue civile, une tactique pour les culpabiliser de ne pas s'être portés volontaires.

Cette année, l'automne, habituellement la saison préférée de Napoléon, ne lui inspire que des idées moroses, comme le ciel de plomb de cet après-midi frisquet. Ce mois de septembre a été l'un des plus froids et pluvieux jamais connus à Toronto. Soudain, il se tourne vers Julie.

— Qu'est-ce qui se dit à l'hôpital au sujet de la grippe espagnole?

La question à brûle-pourpoint surprend l'infirmière qui réfléchit avant de répondre.

— Pas grand-chose. Les médecins parlent des précautions habituelles à prendre pendant la saison de la grippe et de la gravité de la maladie aux États-Unis, en particulier à Boston où elle s'est propagée rapidement.

Cette réponse ne satisfait guère Napoléon qui sent que Julie n'a pas tout dit.

— La grippe est bien installée à l'Hôpital de la base en tout cas, laisse-t-il tomber. Je peux pas croire que les autorités de la santé publique n'en parlent pas plus.

Napoléon sent la pression de la main de Julie sur son bras.

— Ils ont peut-être peur de déclencher un mouvement de panique puisque...

Les trois arrêtent de marcher. Corine et Napoléon encouragent Julie à compléter sa pensée. Après un long silence, elle poursuit enfin.

— C'est pas juste chez les militaires maintenant. Ça sera probablement dans les journaux demain. Hier, une petite fille de douze ans, une Américaine, est morte de la grippe à l'Hôpital général. Mercredi, elle voyageait avec ses parents dans un train du Delaware. Pendant le voyage, elle est tombée malade et on l'a admise à l'hôpital dès son arrivée à Toronto.

Les yeux de Napoléon vont de Julie à Corine. Son travail à l'Hôpital de la base l'a-t-il conduit à nouveau au front? Mais, cette fois, il lutte contre un ennemi encore plus sournois, qui demeure invisible sauf quand il prend possession des corps de ses victimes. Par sa présence même à l'hôpital, Napoléon expose peut-être celles qu'il aime à cette effroyable menace.

— On devrait rentrer, dit Corine.

Napoléon, toujours ébranlé, hoche la tête. Maintenant, c'est lui qui se laisse guider par les deux femmes. Malgré la force qu'il sent croître de jour en jour dans son bras droit, il éprouve une triste impuissance, la même qui l'accablait dans les tranchées : le désespoir de ne plus pouvoir avancer ni reculer.

22.

Le lendemain, en ouvrant le *Toronto Star*, Napoléon découvre que Julie a eu tort. Le journal n'annonce pas la mort d'une fille emportée par la grippe espagnole, mais de deux.

En plus de la petite Américaine, une jeune Torontoise, une élève de l'école Jesse Ketchum, tout simplement désignée par son patronyme, Robertson, a également succombé à la grippe à l'Hôpital général. Par ailleurs, on dénombre douze autres cas de grippe espagnole connus dans la population civile et toujours 200 cas à l'Hôpital de la base. Pourtant, le médecin en chef de l'Ontario, le Dr McCullough, ne croit pas que la situation nécessite la mise en place de mesures spéciales.

Napoléon, lui, n'est pas si sûr. « Selon l'expérience des Américains avec la grippe espagnole, lit-il, on peut anticiper que 30 à 40 % de la population des communautés touchées par la maladie seront affectés et que l'épidémie durera entre quatre à six semaines. »

Le jeune homme froisse le journal et le laisse sur la table de la cantine. La mort dans l'âme, il se joint à son peloton qui se rend à l'Hôpital de la base pour une autre journée de travail. « Nous allons directement dans la fosse aux lions, ronchonne-t-il intérieurement. Mais les soldats malades, il faut quand même en prendre soin.

C'est pareil comme si j'étais dans les tranchées avec des blessés. J'hésiterais pas à leur porter secours et à faire mon devoir. »

Peu après, arrivé à l'hôpital, Bouvier se fait apostropher par son collègue Michener qui lui passe un masque de gaze.

— Enfile ça. C'est la consigne maintenant dans l'hôpital. T'as manqué tout le plaisir hier. On a admis cinquante nouveaux cas de grippe. C'est le branle-bas de combat maintenant, mon vieux.

Napoléon recouvre sa bouche avec le masque. Pendant un bref instant, il se revoit en train d'enfiler son masque à gaz avant de se lancer à l'attaque à Passchendaele, voilà un an. La rumeur que produisent les infirmières, les soldats et les malades dans les corridors de l'hôpital ne ressemble en rien aux explosions assourdissantes des obus, mais Napoléon redoute que l'affrontement dans lequel il s'engage soit tout aussi meurtrier que sa funeste expérience sur le champ de bataille.

Il suit Michener jusqu'à la salle des malades atteints de grippe.

— Ce matin, on doit fumiger, annonce l'apprenti pilote. La boucane est censée tuer les microbes.

Un médecin en blouse blanche donne des instructions sommaires à Napoléon et à son compagnon, leur confie un cylindre d'où sort un mince tuyau. Les deux hommes prennent des couvertures et, munis de leur fumigateur, sortent dehors. Ils étendent des couvertures sur une corde à linge et les traitent avec la mince vapeur, à la manière d'un prêtre brandissant un encensoir. À travers son masque, Napoléon sent l'odeur âcre du désinfectant. « J'espère au moins que ça serve à quelque chose », souhaite le jeune soldat.

Au cours des prochaines heures, Bouvier et Michener font la fumigation de couvertures et de draps, puis aident les médecins et les infirmières à déplacer des malades et du matériel. Au moment de faire la pause, Michener, qui possède une jovialité à l'épreuve de tout, demande à Napoléon s'il a lu le journal. Ce dernier mentionne les deux articles du *Toronto Star* et la jeune victime.

— Cette petite Robinson, elle fréquentait pas l'école où ton groupe est cantonné ?

Roland répond par l'affirmative.

— Mais t'as pas lu l'article dans le *Globe and Mail* ? Si c'est la même grippe qui a sévi en Espagne cet été, on doit se préparer au pire. Là-bas, une personne sur trois, huit millions au total sont tombées malades !

L'énormité de cette catastrophe frappe Napoléon de plein fouet. Il baisse son masque pour aspirer de grandes bouffées d'air. Lui, qui a côtoyé la mort dans le no man's land, reste incapable d'imaginer tous les cadavres que la grippe laisse sur son passage. Pourtant, cette maladie qui fauche ses victimes encore plus rapidement et en plus grand nombre que la guerre, on en parle encore moins que les horreurs militaires filtrées par la censure.

Le docteur Boyd retrouve les deux soldats et leur fait signe de le suivre. Napoléon remet son masque et, avec Michener, emboîte le pas au docteur.

— Ils sont combien ici avec la grippe maintenant, Docteur?

Le médecin dévisage Bouvier et hésite avant de lui répondre.

— Près de cinq cents. Nos ressources sont poussées à l'extrême limite.

Les trois passent devant des malades installés tant bien que mal dans les couloirs.

— Même les lits dans les corridors sont plus confortables que les nôtres dans l'entrepôt où loge mon unité, déclare Michener. Vous trouvez pas que j'ai l'air un peu pâle, Docteur? J'ai peut-être un début de grippe.

Le docteur Boyd hausse les sourcils et secoue la tête. Il a l'habitude des lamentations de Michener, et donc les ignore. Cependant, il sent l'angoisse réelle de Napoléon Bouvier.

— Et si la grippe a commencé à se répandre dans la population civile ici, va-t-elle se propager comme en Espagne?

Les trois hommes sont devant la porte d'une des salles d'isolement réservées aux cas de grippe. Le docteur Boyd baisse la voix.

— Non, je ne crois pas. Notre population est moins concentrée que celle d'un pays comme l'Espagne. Et nous avons pu tirer des leçons de l'expérience des villes frappées par la maladie.

Le médecin marque une pause avant de poursuivre.

— Il reste que, selon ce qu'on a pu observer ailleurs, la particularité de ce type de grippe, c'est qu'il tue des gens dans la force de l'âge et en parfaite santé. Presque les deux tiers des victimes ont moins de trente ans.

« Comme moi ! » note intérieurement Napoléon, sidéré. Le docteur Boyd essaye de se faire rassurant.

— Le personnel médical compte sur des hommes comme vous pour gagner cette bataille. Je ne vous cacherai pas que ça sera difficile, car nous sommes sur la ligne de front. Mais on y arrivera.

— De toute façon, lance Michener avec désinvolture, moi ça me dérangera pas si je tombe malade, du moment qu'on me donne un lit confortable.

Le docteur, exaspéré, soupire tandis que, derrière son masque, Napoléon sourit. Il apprécie les efforts de Roland pour détendre l'atmosphère. Les soldats et le médecin pénètrent dans la salle où règne un silence étrange que seul le toussotement occasionnel d'un malade vient interrompre. Ils se rendent auprès de deux lits occupés par des patients complètement recouverts d'une couverture de laine. Cette fois, le médecin chuchote ses instructions.

— Vous déplacerez ces deux morts à la morgue en bas. Ensuite vous enlèverez les couvertures et les draps pour les soumettre à la fumigation.

Sans rien dire de plus, le docteur repart. Bouvier et Michener restent figés pendant un moment, jusqu'à ce que le dernier prenne un brancard et le dispose par terre à côté du premier lit. Il indique à Napoléon de prendre les pieds de la victime. Ainsi, les deux hommes soulèvent le mort, toujours enrobé dans la couverture, et le déposent sur la civière. Ensuite, en silence, ils se mettent en route avec leur charge. Deux questions continuent de hanter Napoléon. Combien d'autres victimes la grippe fera-t-elle et combien en aura-t-il à déplacer?

23.

Napoléon s'approche du tramway, contemple les portes ouvertes du véhicule, mais poursuit sa route à pied. Malgré le froid et le temps pluvieux de ce 5 octobre, les fenêtres du wagon sont grandes ouvertes pour faire circuler l'air frais, conformément aux directives du médecin en chef de Toronto, le docteur Hastings. La décision de Napoléon de ne pas emprunter les transports en commun respecte une autre suggestion du médecin en chef, soit, dans la mesure du possible, de se déplacer à pied afin d'éviter les tramways bondés de monde. S'abstenir du contact avec des foules demeure la meilleure façon d'empêcher la propagation de la grippe qui semble se répandre dans l'air.

Les lits vidés par Napoléon et ses collègues tout au cours de la semaine ont été aussitôt remplis par de nouveaux malades atteints de la grippe. Un autre mort dans la population civile, cette fois un homme de trente-deux ans, suivi d'une dizaine d'autres décès signalés aux autorités médicales de la ville, ont poussé le médecin en chef Hastings à déclarer à un journaliste : «La grippe espagnole est ici à Toronto, cela ne fait plus aucun doute. S'il s'agit du même type de grippe contre laquelle on se bat à Boston, je suis sûr que la situation ici pourrait également être sérieuse.» Pourtant, du même souffle, le docteur Hastings a ajouté qu'il ne voit aucune raison de prendre des mesures exceptionnelles comme la fermeture des écoles ou des lieux de divertissement publics.

Napoléon, ébranlé par la situation à l'Hôpital de la base, remet en question l'opinion du médecin en chef. De plus, selon le journal du matin, à Ottawa, les autorités municipales ont décrété la fermeture de tous les théâtres, les cinémas et les écoles.

D'un pas ferme et rapide, Napoléon met le cap sur l'Hôpital militaire Spadina. Julie lui a fait parvenir un message par téléphone le priant de s'y rendre dès que possible. Trempé par la pluie, il franchit les portes d'entrée de l'établissement. «Je pourrais prendre un mauvais rhume par un temps pareil.» Tout à coup, sa réflexion lui paraît insolite, car attraper une maladie aussi bénigne qu'un rhume est la moindre de ses préoccupations.

Peu après, il est momentanément dérouté quand il trouve Julie dans tous ses états et un inconnu dans le lit normalement occupé par Ted McKenna. L'infirmière, soulagée de le voir, devance sa question.

— Ted est en isolement avec les patients qui ont la grippe. C'est pour ça que je t'ai fait venir.

Elle prend le soldat par la main, prévient une collègue qu'elle va s'absenter pour une trentaine de minutes et entraîne Napoléon vers l'étage supérieur.

Depuis quand?

— Avant-hier. Il se plaignait d'un mal de gorge. Quand il a commencé à tousser, le docteur l'a fait placer en isolement. Son cas s'est aggravé très rapidement.

Confronté depuis des jours au triste spectacle des ravages de la grippe, Napoléon croyait s'y être endurci ou du moins habitué. Cependant, quand il enfile un masque de gaze et entre dans la salle où agonise son ami, pour la première fois, il se sent personnellement agressé par la maladie. Julie et Napoléon s'arrêtent tout près du lit du patient qui tousse violemment. Une infirmière à son chevet éponge son front et enlève un flegme rouge qui coule de sa bouche. Ted a les yeux fermés et son teint a pris une couleur bleuâtre, presque noire. Son visage est si étiré que Napoléon le reconnaît à peine. Julie se renseigne sur l'état du malade qui, fiévreux, délire depuis plusieurs heures.

Soudain, le patient ouvre grand la bouche et pousse un râle effroyable. Son corps réclame désespérément de l'air, essaye en vain d'en respirer, comme s'il n'avait plus de poumons pour l'absorber. Au bout d'une troisième tentative, l'air semble enfin passer. Les yeux de McKenna s'ouvrent et roulent dans leurs orbites. Peuvent-ils voir quoi que ce soit?

— Frenchy...

Ce gémissement rauque qui vient de traverser les lèvres de Ted est-il une salutation ou un adieu? Du fond de sa mémoire, du fond d'un trou d'obus boueux, Napoléon entend une autre voix prononcer son nom. Mais, cette fois, il ne peut pas sauter dans le gouffre pour en sortir son ami. Aujourd'hui, ce n'est pas juste sa jambe qu'il risque de perdre. La main droite de Napoléon serre celle de Julie très fort. Cette main, que voilà quelques mois il ne pouvait même pas fermer, fait mal à l'infirmière qui, touchée par la douleur de Napoléon, ne dit rien.

Une autre ronde de toux, encore plus douloureuse que la précédente, secoue Ted comme un pantin. Ses lèvres s'écartent de nouveau pour se refermer aussitôt. Plus rien ne passe, ni d'un côté, ni de l'autre.

Napoléon esquisse un mouvement vers son ami, mais Julie le retient. L'infirmière au chevet du malade prend son pouls et remonte ensuite la couverture pour couvrir le visage hideusement défiguré.

«C'est fini», chuchote Julie, en tirant Napoléon doucement vers la sortie. Le jeune homme qui lutte contre ses larmes se laisse faire. À l'extérieur de la salle, ils retirent leur masque et avancent lentement, ni l'un ni l'autre n'osant rompre le silence.

— C'est affreux, prononce enfin Napoléon après quelques minutes, de mourir comme ça après avoir survécu au carnage du front.

Julie, les yeux mouillés, acquiesce.

— C'est démoralisant, mais on ne peut pas baisser les bras.

Napoléon reprend la main de Julie dans les siennes.

— T'as raison. Moi, je vais continuer à me battre.

Julie sent la chaleur des mains du soldat et fait un signe affirmatif de la tête. Faire la guerre à un adversaire invisible, qui s'attaque à tout le monde, autant aux forts qu'aux faibles, exigera une compassion, un altruisme et des efforts exceptionnels. Dans le regard galvanisé de son ami, elle lit de la détermination, celle que la cruauté de l'ennemi inspire aux guerriers. Cette force, puisée à même la haine, engendre souvent des héros. «Au moins cette guerre, pense Julie, nous allons la gagner en sauvant les vies, pas en les enlevant.»

24.

Corine, debout à côté de ses sœurs et de ses parents sur le parvis de l'église du Sacré-Cœur, étudie les regards sombres des paroissiens qui prennent connaissance du texte de la proclamation du médecin en chef Hastings affichée sur la grande porte de l'église.

… Par ordre du médecin en chef et du maire de la ville de Toronto, il est décrété qu'à compter du 14 octobre 1918, et ce jusqu'à nouvel avis :

1. Les théâtres et les cinémas seront fermés et resteront fermés.

2. Les églises et chapelles de toutes confessions seront fermées et resteront fermées le dimanche.

3. Toutes les écoles, qu'elles soient publiques ou privées, y compris les écoles du dimanche, devront fermer et rester fermées.

4. Les visites aux hôpitaux sont interdites...

— On a jamais vu ça! s'indigne Charles Sirois. La fermeture de l'église.

Certaines familles, apeurées par cette annonce et la menace de la grippe, repartent sans demander leur reste. D'autres, comme les Sirois, demeurent sur place pour discuter avec les autres paroissiens de ces mesures draconiennes.

— Au moins, le curé Lamarche et le vicaire Lussier reçoivent encore les ouailles, se console Mathieu Sauriol en pointant la pancarte, écrite à la main, en français, et placée à côté de la proclamation officielle.

Dans son message, l'abbé Lamarche indique la disponibilité des prêtres pour accueillir leurs paroissiens au presbytère même s'ils ne peuvent pas célébrer la messe à l'église.

— Ça va de mal en pis, peste Brigitte Roy. Depuis deux semaines, les malades et les morts n'arrêtent pas de se multiplier.

Le ton des conversations monte tandis que chacun rapporte des incidents lus dans les journaux ou vus dans la rue. Au cours de la dernière semaine, les autorités médicales dressent des bilans sombres de façon presque quotidienne. Le 11 octobre, quarante nouveaux cas de grippe sont venus s'ajouter aux quelque six cents déjà dénombrés dans la ville. Ce jour-là, on a déploré 19 décès attribuables à la grippe ou à la pneumonie qui en résulte, ce qui a porté le total de morts à 72.

Un vieil hôtel, le Mossop, a été réquisitionné par les autorités médicales afin d'être converti en hôpital pour les gens atteints de la grippe. Les travailleurs y ont arraché et brûlé les tapis pour ensuite aménager des lits pour 200 patients. Par ailleurs, Toronto n'est pas la seule ville aux prises avec l'épidémie. D'autres, comme Winnipeg et Montréal, ont aussi décrété la fermeture des lieux publics, dont les églises, les salles de billard, les cinémas et les théâtres. Dans la petite ville de Brantford, à 85 km au sud-ouest de Toronto, on rapporte 2 500 cas de grippe.

Angoissée par toutes ces mauvaises nouvelles, Corine est soulagée de voir enfin apparaître Napoléon. Elle se précipite vers lui et le prend par le bras. Étonné de voir tous les gens assemblés devant l'église plutôt qu'à l'intérieur, il interroge Corine. D'un trait, elle le met au courant des tristes évènements.

— Allons nous promener un peu, Napoléon. Je veux plus entendre parler de la grippe.

Sensible au désarroi de sa fiancée, Napoléon esquisse un mouvement pour s'éloigner avec elle quand, soudain, une femme corpulente, Lise Charlebois, arrive en coup de vent. Bien qu'essoufflée, elle claironne d'une voix assez forte pour se faire entendre par tous :

— La petite Emma Latour a été emportée par la grippe hier soir.

Corine et Napoléon, comme tous les autres présents, restent estomaqués.

— Pauvre petite, elle avait à peine deux ans, ajoute la mère de Corine d'un ton grave.

25.

L'annonce de cette mort donne un nouvel élan aux conversations lugubres devant l'église, ce qui pousse Corine et Napoléon à filer afin d'éviter de passer leur seule rencontre de la semaine dans une atmosphère de morosité. La jeune femme a le goût de se réfugier dans les bras de Napoléon et de s'épancher. Leur avenir comme couple la préoccupe. Tout d'abord, elle lui raconte sa semaine à l'usine. Mais, là encore, le sujet de l'heure demeure la grippe espagnole, car il manque de plus en plus d'ouvrières au travail; les unes tombent malades, les autres restent à la maison pour prendre soin d'un membre de la famille alité.

Peu après, Napoléon et Corine déambulent dans la rue Sackville et passent devant l'école du Sacré-Cœur. D'un commun accord, ils s'attardent et contemplent l'édifice, songeurs.

— Les enfants comme moi, ceux qui étaient pas très doués pour les études, sont probablement bien contents que l'école soit fermée, présume Napoléon.

Corine dégage son bras qui enserre celui de Napoléon pour lui asséner une tape sur l'épaule.

— Ils sont sûrement pas heureux de voir leurs amis ou les membres de leur famille tomber malades de la grippe.

Napoléon accepte le reproche ; sa plaisanterie était sans doute déplacée. Cependant, après plus de deux semaines de combat contre la grippe, il cherche désespérément la moindre occasion pour faire un peu d'humour, comme ses camarades, notamment Ted McKenna, le faisaient dans les tranchées, même aux pires moments. En plus d'accomplir son travail de soldat à l'Hôpital de la base, Napoléon s'est porté volontaire pour prêter main-forte aux groupes charitables qui livrent de la nourriture aux maisonnées, de plus en plus nombreuses, dont tous les résidents, atteints de la grippe, ne peuvent plus sortir. Dans certains foyers, les malades alités sont incapables de même se faire à manger.

— Il n'y a pas si longtemps que nous étions sur les bancs de l'école, dit Napoléon d'une voix douce en inclinant légèrement la tête en direction de l'édifice.

— Pourtant, on dirait des siècles, ajoute Corine en reprenant le bras de son compagnon.

« Mais moi, contrairement à toi, complète la jeune femme dans sa tête, je rêve d'y retourner. »

Devrait-elle aborder le sujet maintenant ? Elle se pose la question tandis qu'ils se remettent à marcher.

— Tu sais, je ne serai probablement pas à l'usine de munitions pour très longtemps encore. Tout le monde dit que la fin de la guerre est très proche, que c'est une question de jours, de semaines tout au plus.

Des prédictions de ce genre, Napoléon en a déjà entendu. Pourquoi y croirait-il davantage cette fois ?

— Dès qu'il y aura un cessez-le-feu, la production va s'arrêter, poursuit Corine, et je n'aurai plus d'emploi. Et toi, tu auras probablement ton congé de l'armée peu après.

«Elle a raison, reconnaît Napoléon en son for intérieur, mais je n'ai pas la force d'y penser dans le moment.» Complètement absorbé par l'immédiat, imaginer la vie après l'armée, après l'épidémie de la grippe s'ils peuvent se rendre jusque-là, lui paraît impossible. Depuis deux semaines, dans ses rêves, ce n'est plus le visage de Corine ou de Julie qu'il voit, mais la bouche ouverte de Ted McKenna en train de l'appeler juste avant d'expirer. Chaque jour, son regard croise ceux des agonisants qui lui rappellent le faciès de son ami mort. Un jour, il a aidé à déplacer douze morts dans l'espace d'à peine quelques heures.

— Comment va ton ami Roland?

Corine change brusquement de sujet. Elle a perçu le tourment de Napoléon et se résigne à reporter la discussion de leur avenir à un moment plus propice.

— Michener? Son souhait a été exaucé. Même si la grippe l'a terrassé pendant quelques jours, les docteurs le croient hors de danger maintenant. L'évocation de son collègue drolatique, qu'il a décrit de long en large à Corine, suscite un sourire sur ses lèvres. Voilà une semaine, l'apprenti pilote avait enfin obtenu son lit d'hôpital à titre de malade affligé par la grippe. Après deux jours passés dans un délire fiévreux, Michener a été transporté à un autre hôpital moins entassé.

— Je le reverrai probablement plus jamais, poursuit Napoléon. Il va me manquer quand même, le bon à rien.

Leur promenade les amène jusqu'à la rue Bright où ils passent devant le numéro dix.

— Regarde, ils ont posé le crêpe blanc.

Napoléon suit le regard de Corine. Sur la porte de la maison, il peut distinguer la toile blanche qui annonce la mort d'un enfant, dans ce cas, celle d'Emma Latour. Pendant un moment, Corine songe à se présenter chez les Latour pour offrir ses condoléances à la famille qui fréquente le magasin de son père. Mais, elle décide d'attendre et d'y accompagner ses parents plus tard.

Plus loin dans la petite rue résidentielle, le couple note d'autres crêpes, un noir, qui signifie le décès d'un adulte d'âge moyen, et un mauve pour signaler le décès d'une personne aînée. Corine se tourne brusquement vers Napoléon.

— Je vais offrir mes services aux S.O.S.

Napoléon prend les deux bras de la jeune femme.

— Fais pas ça!

Cette réaction étonne Corine, car intégrer ce nouveau corps auxiliaire d'infirmières volontaires, les *Sisters of Service*, ou S.O.S., lui semble la meilleure façon d'apporter une contribution directe à la lutte contre la grippe. L'appel aux volontaires lancé par le médecin en chef de l'Ontario vient de paraître dans les journaux. Elle croyait faire plaisir à Napoléon, se rapprocher encore davantage de lui en allant au front à son tour pour combattre l'ennemi de la grippe.

— Attends un peu pour voir, propose Napoléon après un long silence. Tu en fais déjà assez avec ton emploi à l'usine.

Corine sourit. Son fiancé est soulagé de la voir renoncer à ce projet sans qu'il ait à lui expliquer le fond de son opposition. « Julie est déjà en train de risquer sa vie. Je ne pourrais pas supporter de voir les deux dans la fosse aux lions. »

Peu après, au moment de laisser sa fiancée devant chez ses parents, il étreint et embrasse Corine encore plus fort qu'à l'habitude. Même dans la froideur de cette journée sombre, il sent une chaleur bienfaisante se diffuser dans son corps. Ensuite, il s'éloigne et sa forme disparaît dans la noirceur qui mange la fin du jour. Ce soir, le soldat ne souhaite qu'une chose : voir Corine dans ses rêves à la place de Ted.

26.

— C'est ici, déclare Napoléon au chauffeur, qui gare la voiture, une vieille Ford, sur le bord de la rue Davenport.

Le chauffeur coupe le moteur tandis que Napoléon, en uniforme même s'il n'est pas de service, du moins pas pour l'armée, descend de l'automobile et va ouvrir la porte arrière pour Julie. L'infirmière, elle aussi en tenue professionnelle, descend de la Ford à son tour. Le soldat prend le chaudron de soupe chaude de ses mains.

Le chauffeur, un bénévole dans la quarantaine, leur signifie de prendre leur temps, il les attendra. Julie et Napoléon avancent vers une modeste bicoque, le 79 de la rue Davenport. Malgré les circonstances, le jeune homme prend plaisir à accompagner l'infirmière dans son travail. Comme elle, Napoléon s'est porté volontaire pour venir en aide aux familles foudroyées par la grippe. Julie a pu s'arranger pour faire inclure son ami dans son équipe des S.O.S. Après son quart de travail à l'hôpital, Julie se joint aux 400 femmes volontaires qui effectuent des visites dans les domiciles touchés par la grippe pour y livrer des repas chauds et, dans la mesure du possible, des soins médicaux. Un grand nombre de propriétaires de véhicules, comme celui de la Ford, ont mis leur voiture au service de cette cause.

L'infirmière et le soldat arrivent devant la porte et, avant de cogner, se recouvrent la bouche avec leur masque. «Je me demande si les masques aident vraiment?» Cette question chicote Napoléon depuis des jours car, malgré cette précaution, la maladie ne cesse de se répandre à un rythme effarant. Ce 21 octobre marque la troisième semaine de l'incursion de la grippe dans Toronto et la ville plonge toujours dans les ténèbres d'une spirale mortelle. Le pire est-il déjà là ou encore à venir? Voilà l'autre question que Napoléon se pose en frappant à la porte.

Le 79 de la rue Davenport est l'une des dix mille maisons où les facteurs de la ville ont laissé une carte spéciale. Cette mesure vise à permettre aux gens frappés par la grippe de communiquer leur état et leurs besoins aux autorités médicales, car la majorité des foyers n'ont pas le téléphone. La ville ne compte que 60 000 de ces appareils. Julie et Napoléon attendent en silence. Le soldat frappe de nouveau. L'absence du moindre son à l'intérieur le perturbe, lui inspire des souvenirs qui le ramènent en Europe, soit dans les villages ravagés par la guerre où, en compagnie de ses frères d'armes, il faisait du porte-à-porte pour vérifier la présence des civils ou débusquer des ennemis cachés. Ce moment devant la porte, l'incertitude qui précède l'action, était le pire, se rappelle Napoléon, celui où l'on craignait de découvrir un secret terrible et meurtrier à l'intérieur.

Pour une troisième fois, Napoléon cogne. Toujours rien. Les yeux de Julie contemplent la poignée. Quelques autres secondes silencieuses passent. L'infirmière avance sa main vers la poignée et la tourne. La porte s'ouvre. Sans hésiter, Julie pénètre dans la maison. Napoléon la suit de près et pose une main sur son épaule.

— Attends. Je vais y aller en premier.

Napoléon traverse un petit salon avec deux fauteuils pour aboutir dans la cuisine où il dépose son chaudron sur la table.

— Il y a quelqu'un ? demande-t-il d'une voix forte.

Toujours le même silence lugubre. Instinctivement, les poings de Napoléon se crispent comme s'il tenait son fusil dans les mains. Il retourne à l'entrée, mais Julie n'y est plus ; il la voit en train de monter les marches qui mènent à l'étage où doivent se trouver des chambres à coucher et...

— Julie !

Napoléon la suit, mais l'infirmière entre déjà dans la première pièce. Il traverse le seuil de la chambre et tressaute. Un homme et une femme immobiles sont allongés dans un lit. Julie prend leur pouls, mais à voir le teint gris, bleuâtre des victimes, Napoléon sait déjà que la grippe les a fauchés, un diagnostic que confirme Julie en recouvrant les deux morts avec la couverture du lit.

Le calme de la jeune femme suscite l'admiration de Napoléon, très ébranlé par cette découverte macabre. Ils arrivent trop tard. «Même si nous étions passés tandis qu'ils vivaient encore, nous aurions toujours été trop tard, rumine Bouvier. Une fois sa proie choisie, nous ne pouvons rien contre la grippe. C'est elle qui détermine ceux qui vivent et ceux qui meurent.» Ses yeux fuient ceux de Julie et c'est alors qu'il remarque le berceau dans un coin sombre de la chambre. Il s'y précipite avec espoir et en retire un bébé. Mais, tout de suite après, un froid lui glace les mains et ensuite son corps en entier.

Julie examine le nourrisson et secoue tristement la tête. Napoléon dépose la dépouille de l'enfant sur le lit avec ses parents. Dans sa tête, il imagine la scène qui a dû se dérouler ici quelques heures plus tôt : les parents, trop affaiblis par la grippe, incapables de se lever pour appeler au secours, leur respiration devenant de plus en plus irrégulière et pénible jusqu'au dernier râle.

Soudain, un bruit sec retentit dans l'air, une première fois, suivi d'une deuxième. Un toussotement dans la chambre voisine! Le soldat et l'infirmière y découvrent un garçon d'environ

La première guerre de Toronto

sept ans, par terre, à côté de son lit. Sa bouche émet un râle produit par l'aspiration de l'air qui reste bloqué dans sa gorge.

— Vite, amène-le en bas, commande Julie qui descend à la cuisine.

Napoléon se met à genoux et prend le garçon dans ses bras. Le corps frêle ne pèse presque rien. Le soldat dévale l'escalier avec sa charge. À la dernière marche, Julie l'attend avec un verre d'eau. Elle réussit à faire avaler quelques gouttes du liquide au garçon qui n'a toujours pas ouvert les yeux.

— Il est gravement déshydraté, explique Julie, et sa pneumonie a atteint le stade avancé.

Le temps presse, donc d'un pas rapide ils retournent à la voiture et s'installent avec l'enfant sur la banquette arrière. Julie exhorte le chauffeur à se rendre à l'hôpital le plus rapidement possible. Heureusement, en ce début de soirée, la voiture peut foncer à la vitesse d'une ambulance sans rencontrer de circulation.

— Et les parents du petit?

Julie, qui essaye toujours de faire couler un peu d'eau dans la bouche du malade, fait part du triste bilan au chauffeur. Le conducteur accélère et, à peine quelques minutes plus tard, la voiture arrive devant l'Hôpital général de l'avenue University. Julie et Napoléon descendent avec l'enfant et se dirigent vers l'entrée de l'établissement construit juste avant la guerre. Le personnel en poste prend en main le garçon que Napoléon dépose sur une civière. Le malade se ravive un peu, toussote, mais se rendort aussitôt après.

— Je vais téléphoner aux services de santé pour qu'ils aillent chercher ses parents et le bébé.

Julie disparaît alors dans un bureau. De la poche de sa vareuse, Napoléon retire un papier où figurent des noms et des adresses. «Elizabeth et Robert Murphy, 79, rue Davenport.» Il n'y trouve pas les noms des enfants. Une famille au complet attaquée par la grippe! Bien que cela paraisse inconcevable, elle n'est pourtant pas la seule. Les journaux font état d'un bon nombre de foyers où, dans l'espace de quelques jours, tous les membres de la famille ont été terrassés par la grippe, dont quelques-uns de façon fatale. Trois morts sur une famille de quatre! Voilà un bilan particulièrement sombre. Si les Murphy avaient eu le téléphone, on leur aurait sans doute porté des secours plus rapidement. Le résultat aurait peut-être été le même, mais au moins ils n'auraient pas vécu leurs dernières heures seuls et dans le désespoir.

La grippe a même réussi à ralentir les communications téléphoniques. La compagnie Bell a dû demander aux Torontois de limiter les appels aux cas d'urgence, car quinze pour cent des téléphonistes sont absentes du travail, soit parce qu'elles ont la grippe elles-mêmes ou qu'elles doivent prendre soin d'une personne malade.

Napoléon range le papier dans sa poche et se met à arpenter le couloir. Son œil tombe sur une page du *Toronto Star* affichée au mur. Un article dresse le bilan de cette journée, la plus meurtrière depuis le début de la pandémie, avec 91 morts en l'espace de 24 heures, ce qui porte le total de décès à Toronto à 647. Au bas du texte, Napoléon lit la liste des victimes, où l'on fournit leur âge, lieu de résidence et, dans certains cas, le nombre de jours qu'a duré leur maladie. «Ces listes sont mêmes devenues plus longues que celles que le journal publie avec les noms des blessés et morts à la guerre», constate Napoléon avec ironie.

Julie revient enfin pour le tirer de ses sombres réflexions.

— Il a fallu du temps pour avoir une téléphoniste, s'excuse-t-elle. Puis j'ai fait un deuxième appel au bureau du greffier de la ville pour signaler les trois morts. Napoléon hoche la tête.

— Nous avons encore deux autres visites à faire, poursuit l'infirmière.

Les deux esquissent un pas vers la sortie quand un médecin les interpelle :

— Le garçon que vous avez amené, commence le docteur aux tempes grisonnantes, malheureusement on l'a perdu. La pneumonie...

Sa voix s'éteint et il baisse les yeux. Il n'y a plus rien à dire. Un autre mort, un autre point au tableau pour la grippe espagnole qui, encore une fois, vient d'avoir le dernier mot. Napoléon contemple ses mains et ses bras musclés qui ont transporté le corps fragile qui ne pesait rien. Maintenant, sans vie, il doit peser encore moins. Il sent la main de Julie prendre la sienne.

— Viens-t-en, Napoléon. La bataille est dure, mais elle n'est pas finie et nous devons la gagner.

Le jeune homme dévisage l'infirmière. «Si jamais je retournais à la boxe, se dit-il, cette fille-là, je voudrais l'avoir dans le ring avec moi.»

27.

Dans la maison des parents d'Isidore Laplante, au 69 de la rue Borden, il règne une atmosphère de morosité. Au retour des funérailles, en ce samedi 26 octobre, les gens venus partager le deuil des Laplante sont nombreux. Debout, appuyés au mur entre la cuisine et le salon de la résidence bondée de monde, Corine et Napoléon compatissent avec les parents du jeune Laplante, emporté par la grippe voilà trois jours à l'âge de vingt-quatre ans. Assis au milieu de l'étroit salon, entourés d'amis et de parents, l'homme et la femme ont le regard vide, absent.

— C'est aussi pire que de l'avoir perdu à la guerre, se lamente Thérèse Laplante en étouffant un sanglot.

Le sort a voulu que, le jour même où Isidore recevait son ordre de mobilisation, il soit tombé malade de la grippe. S'il s'en était remis, le conscrit aurait été obligé de se présenter à un bureau de recrutement de l'armée. Pendant neuf jours, le jeune homme avait mené le plus grand combat de sa vie, seulement pour le perdre.

— Au moins, il aura évité la conscription, chuchote Napoléon à Corine.

Les voix feutrées dans la maison évoquent inévitablement la grippe. Napoléon saisit des bribes de conversation. Le journal du matin signale onze nouvelles morts, ce qui fait passer le nombre total de décès attribuables à la pandémie à 1 021 depuis le 1er octobre. Un garçon de sept ans, Jean Boucher, de la rue Chester, est mort le même jour qu'Isidore après seulement quarante-huit heures de lutte.

Tout à coup, le curé Lamarche se plante devant le jeune couple et, malgré les tristes circonstances, profite de l'occasion pour «faire le travail du Seigneur». Ainsi, après avoir félicité ses deux jeunes paroissiens de leur conduite exemplaire dans ce temps de guerre et de crise, il leur pose une question à brûle-pourpoint.

— Avez-vous songé à une date pour votre mariage? J'aimerais bien avoir l'occasion de célébrer des noces plutôt que des funérailles.

Désarçonnés par les propos du prêtre, les deux fiancés restent bouche bée. Le curé, toujours sensible aux préoccupations de ses ouailles, rassure le jeune couple.

— Vous me pardonnerez d'être si direct, même si ce n'est ni le bon temps, ni le bon endroit. Mais je me permets d'aborder le sujet puisque je ne peux plus vous rencontrer à la messe du dimanche.

Et puis, il ajoute en souriant :

— Vous pouvez venir me voir n'importe quand pour des conseils.

Napoléon tente d'alléger l'atmosphère en lançant à la blague sa propre question pour l'abbé Lamarche.

— Quand on se mariera, vous nous emmènerez en voiture?

C'est au tour du prêtre de rester momentanément interloqué. Mais il a l'esprit de répartie.

— Cela me ferait plaisir, car ce sera un grand jour.

Presque tout le monde dans la paroisse du Sacré-Cœur taquine le curé au sujet de sa voiture. En 1914, les paroissiens, ayant pris en pitié leur guide spirituel qui devait se déplacer à pied ou en vélo, s'étaient cotisés pour amasser des fonds et lui acheter une Ford neuve et rutilante. Toutefois, le religieux, peu enclin à la conduite automobile, surtout dans la circulation urbaine, la sort à peu près jamais.

Le prêtre continue sa tournée des fidèles présents. Napoléon, subitement oppressé par la chaleur dans la maison pleine à craquer, décide de sortir prendre un peu d'air. Tandis que Corine se rend auprès de ses parents, Napoléon traverse la cuisine et franchit le seuil de la porte qui donne sur la cour.

— Hé! caporal, viens te rincer le gosier.

Napoléon se dirige vers trois hommes debout au fond de la cour exiguë. Il reconnaît son ami, Thomas Jobin, qui, à son grand étonnement, lui tend une bouteille de bière.

— Elle est à deux pour cent, précise Thomas, donc légale, même avec la prohibition. Dans le journal, j'ai même vu une annonce de la compagnie O'Keefe qui affirme que boire la bière fortifie le corps contre la grippe.

Napoléon fait non de la tête. En Ontario, depuis 1916, la vente et la consommation de boissons alcoolisées, sauf pour de la bière à faible teneur d'alcool et des spiritueux prescrits par un médecin pour des raisons de santé, sont interdites. Le jeune soldat en a quand même déjà bu, notamment pendant son séjour en Europe. Cependant, aujourd'hui, dans la cour de cette résidence en deuil, il n'en a pas le goût.

— Peut-être que ton ami préfère le whisky ? propose un monsieur à la forme élancée, Lucien Roy, qui présente un flacon à Bouvier. C'est du bon fort, prescrit par mon médecin. J'ai dû faire la queue pendant longtemps au magasin du gouvernement de la rue Church pour l'avoir. Je suis pas le seul à essayer de combattre la grippe avec un bon fortifiant. En plus, j'ai dû payer deux dollars à mon docteur pour l'ordonnance.

Le troisième du groupe, un homme court et chauve, l'oncle d'Isidore venu de Montréal pour les funérailles, accepte le flacon que Napoléon décline et en prend une rasade.

— Je vous plains ici. Heureusement, qu'au Québec, on n'en a pas de prohibition. Avec la guerre et l'épidémie, la vie est déjà assez dure. Si, en plus, on ne pouvait plus prendre un petit coup de temps en temps, ce serait l'enfer.

Les hommes partent à rire et Napoléon, ravigoté par l'air frais, se détend.

— Vas-tu revenir à la Gendron après la guerre ?

Cette question de Thomas, Napoléon se la pose déjà depuis quelques mois sans trouver de réponse.

— Je peux pas dire encore.

Une fois la guerre évoquée, elle devient le sujet de la conversation dominée alors par Lucien et l'oncle d'Isidore, qui opinent sur les dernières élections fédérales et l'entrée en vigueur de la conscription. Le premier en particulier s'emporte :

— Ici, les Anglais sont patriotiques au point d'en perdre la raison. À Toronto, depuis le début de la guerre, près de trois-quarts des hommes d'âge militaire se sont déjà portés volontaires. Même si près de la moitié de ces patriotes a été refusée pour des raisons médicales, la ville a quand même fourni 45 000 soldats. C'est près du tiers de toutes les recrues de l'Ontario. Puis les Anglais chialent que c'est toujours pas assez et que nous, les Canadiens français, on est des lâches. Ils exagèrent, pas vrai mon Napoléon?

Le militaire, qui se revoit au centre sportif voilà quelques mois en train d'écouter un orateur accuser les Canadiens français de trahison, approuve le commentaire par un hochement de la tête. Subitement, même à l'air libre, il a l'impression d'étouffer. Il songe à demander à Lucien de lui passer son flacon. «Ce qu'il me faudrait vraiment en ce moment, constate-t-il, c'est la présence de Julie. Avec elle, je peux parler de tout et de rien, même de la guerre et de la grippe.»

— T'étais pas un boxeur avant d'aller dans l'armée?

La question vient de l'oncle d'Isidore cette fois. Napoléon acquiesce par un nouveau hochement de la tête.

— Vas-tu retourner dans le ring?

Voilà une autre interrogation qui nargue Napoléon depuis des mois.

— Je ne sais pas, marmonne-t-il en virant sur ses talons.

Son cœur, sa tête et ses poings lui envoient des messages qui, comme d'habitude, se contredisent.

28.

— J'aurais préféré me réveiller devant un ange avec un beau sourire.

Le malade vient d'ouvrir les yeux pour la première fois depuis deux jours.

— Si j'étais un ange, Loiselle, tu serais mort. Je suis peut-être pas beau à voir, mais au moins ça veut dire que t'es toujours de ce monde et encore capable d'admirer les belles femmes.

Jean Loiselle réagit au commentaire de Napoléon, prononcé à travers son masque imbibé de formaldéhyde, par un plissement des lèvres. Bouvier, qui était en train d'enlever des couvertures du lit voisin à celui du jeune patient, se réjouit de voir ce dernier émerger des ténèbres de sa fièvre.

— Pour te prouver que je suis fin, je vais aller te chercher une infirmière, dit-il au soldat Loiselle. Mais je peux pas te promettre une créature ravissante.

Il quitte le malade et va prévenir l'infirmière en poste, une femme costaude, du réveil du patient. « Dommage que Loiselle ne se trouve pas à l'hôpital de Julie. Un sourire de la Gaspésienne peut ressusciter un mort. » L'infirmière accueille la nouvelle de Napoléon avec joie et se rend auprès du patient réchappé de la grippe pour prendre sa température et l'interroger sur sa santé.

«S'il est sorti du bois de la grippe, pense Napoléon, j'imagine qu'il sera bien content de retourner dans le bois de Timmins.» Avant de disparaître dans les méandres de sa fièvre, Loiselle avait parlé à Napoléon, son compatriote franco-ontarien, de sa ville natale dans le nord de la province.

Bouvier prend les draps et les couvertures, qu'il a roulés en boule et placés sur son dos, et part en direction de la buanderie de l'hôpital. Il note l'heure. Encore trente minutes et il pourra rejoindre Julie et les S.O.S. Il a hâte de revoir son amie, même si le travail qu'il effectue à ses côtés comporte des moments difficiles. «Seulement deux morts aujourd'hui, constate-t-il. C'est quand même une amélioration.»

Peu après, son quart de travail terminé, Napoléon se rend à pied à la salle paroissiale d'une église anglicane où des femmes cuisinent des repas chauds destinés aux foyers touchés par la grippe. Julie l'y attend.

— C'est monsieur Carravagio notre chauffeur aujourd'hui, lui annonce l'infirmière. Il va falloir le surveiller. Il conduit comme un pilote de courses italien.

Napoléon prend une boîte avec des plats et un chaudron et suit Julie dehors. Dans la rue, le chauffeur bénévole les salue. Italien émigré au Canada depuis à peine quatre ans, Carravagio parle l'anglais avec un accent prononcé, tout comme Julie. Napoléon, qui peut passer pour un

Torontois anglophone, s'amuse à écouter leur conversation, en fournissant à l'occasion le mot anglais qui vient à leur manquer.

— La grippe… *finito*, s'exclame Carravagio.

— Pourquoi vous dites ça? demande Napoléon étonné.

Pour toute réponse, le chauffeur lui montre le journal ouvert à la page deux sur la banquette à ses côtés. Le soldat y remarque tout de suite un article titré : «Nous venons à bout de l'épidémie de la grippe espagnole». Depuis quelques jours, on signale une diminution du nombre de cas de grippe. En ce 29 octobre, la moyenne de décès par jour est tombée de 22 à 9. Il lit alors à voix haute pour Julie :

> *Bien entendu, la grippe ne sera pas complètement éradiquée à Toronto pour quelque temps encore. «La lutte contre cet ennemi invisible est exactement au même niveau que notre lutte contre notre ennemi visible en France et en Belgique, a déclaré le médecin en chef Hastings. L'ennemi est en déroute et la victoire est en vue; mais il y aura à l'occasion des réactions et des contre-attaques.»*

— Vous voyez! s'écrie Caravaggio avec jovialité.

— Oui, la progression de l'épidémie a été arrêtée, confirme Julie. Dans les prochains jours, le docteur Hastings va probablement annoncer la réouverture des écoles et des lieux publics.

Bien que l'optimisme de Julie le rassure, Napoléon reste silencieux. Que le médecin en chef Hastings compare la bataille contre la grippe à la guerre en Europe, lui inspire de la méfiance. Depuis quatre ans, même des civils et des militaires de bonne foi ont été induits en erreur à maintes reprises par des politiciens et les généraux affirmant que la victoire était toute proche quand, non seulement le carnage s'est poursuivi, mais il s'est amplifié.

La voiture s'arrête devant le 35 de la rue Dupont.

— À l'assaut, soldat Bouvier, lui décoche Caravaggio en lui faisant un salut militaire.

«Peu importe ce qu'on dit ou ce qu'on écrit, songe Napoléon en ouvrant la portière et enfilant son masque, il ne faut pas baisser la garde.»

29.

— Dieu a eu pitié de nous et a répondu à nos prières.

La voix du vicaire Lussier remplit toute l'église du Sacré-Cœur. Le prêtre, fort ému de célébrer la messe devant ses paroissiens pour la première fois depuis vingt jours, se racle la gorge avant de poursuivre.

— Le fléau de la grippe espagnole nous a tous éprouvés et, bien que la maladie demeure parmi nous, fort heureusement, elle se retire de notre ville presque aussi rapidement qu'elle s'y est installée.

Dans son banc, assis à côté de ses parents, Napoléon se concentre difficilement sur les mots du prêtre. Ses pensées sont ailleurs, tout comme son regard qui vacille entre le dos de Corine, assise trois rangées devant lui, et le visage de Julie, qui occupe un banc au fond de l'église derrière lui.

— Prions pour ceux qui ont été fauchés par la maladie et pour ceux qui en souffrent toujours.

Napoléon baisse la tête comme tous les autres paroissiens. Cependant, son esprit effervescent ne le laisse pas prier. «Je devrais être heureux comme tout le monde, se dit-il. Les journaux ne parlent presque plus de grippe et, quand ils la mentionnent, c'est pour souligner son recul presque partout dans la province.» En fait, dans une ville après l'autre, les autorités médicales autorisent de nouveau les rencontres publiques, un signe qui ne trompe pas. À Toronto, en plus de permettre la réouverture des églises, le médecin en chef Hastings, malgré quelques protestations, a décrété que, dans deux jours, soit le mardi 5 novembre, les écoles pourront recommencer à recevoir les élèves. La fin imminente de la guerre a remplacé la grippe comme le sujet de l'heure.

Pourtant, tout comme à l'automne 1916, Napoléon se sent à la croisée des chemins et, en plus, tiraillé entre ses désirs et ses sentiments. Cette fois, la voie à suivre ne lui paraît pas du tout claire. D'ailleurs, le choix qu'il croyait si net, voilà deux ans, s'est avéré une erreur. La décision qu'il prendra bientôt et qui sera sans possibilité de faire marche arrière sera-t-elle erronée elle aussi?

L'abbé Lussier termine son homélie en souhaitant que Dieu exaucera les vœux de tous en mettant fin à la guerre. Ensuite, le prêtre se retourne pour faire face à l'autel et continuer la célébration de la messe en latin.

«Arrête de regarder par en arrière! se gronde Napoléon, tu vas finir par te faire remarquer.» Ainsi, le jeune homme s'efforce de fixer l'autel. Toutefois, savoir que les yeux de plusieurs de ses amis doivent rôder dans la direction de Julie le perturbe. Ne devrait-il pas parler à quelqu'un de ce qui le trouble? Son père? Son ami Thomas? Non, ils sont trop proches. Il songe un instant au vicaire Lussier et cette idée le fait rire intérieurement. «Si j'avais péché, je pourrais me confesser à lui, constate Napoléon. Mais un prêtre, qu'est-ce qu'il connaît au genre d'émotion que je ressens?»

À la sortie de l'église, Napoléon retrouve Corine et sa famille. Le père de sa fiancée le convie à partager le dîner dominical avec les Sirois, une invitation qu'il ne peut guère refuser. Pourtant, malgré lui, il éprouve une légère déception.

— Allons saluer Julie avant, propose Corine.

Soulagé de ne pas avoir eu à faire lui-même la suggestion, Napoléon tend le bras à son amie. Le couple retrouve l'infirmière en train de décliner poliment une invitation de Thomas Jobin et d'Antoine Dussault.

— Je suis de service avec les S.O.S. cet après-midi, déclare-t-elle aux deux jeunes hommes qui ne cachent pas leur déception.

Napoléon, que Julie n'a pas convoqué au soin des malades depuis quelques jours, lui offre son aide.

— Elle ne sera pas nécessaire. Le nombre de nos visites a beaucoup diminué. Je m'en voudrais de gâcher ton dimanche avec Corine.

Quand le jeune Bouvier voit le regard complice que Julie échange avec Corine, il décide de ne pas insister. Après tout, il a un devoir, beaucoup plus agréable, envers Corine aussi.

Julie les laisse et le couple prend la route du magasin et de la résidence des Sirois de la rue Queen.

— Même si la paye va me manquer, j'ai hâte de quitter l'usine, dit Corine en serrant le bras de Napoléon plus fort.

— Et moi, l'armée, renchérit le soldat.

« Mais après ? » s'interroge-t-il dans sa tête sans pouvoir fournir de réponse.

PARTIE V
La paix, mais toujours la guerre

30.

Le lundi 11 novembre 1918

— J'espère qu'on fait ceci pour rien.

Le commentaire de Corine semble troubler sa coéquipière sur la chaîne d'empaquetage des cartouches.

— Je veux dire que je souhaite voir la paix arriver avant que nos soldats reçoivent ces munitions.

Mais Mary, une femme d'une vingtaine d'années, une Britannique émigrée au Canada juste avant le début de la guerre, fronce les sourcils.

— Moi, je voudrais bien que ces balles nous débarrassent de quelques autres Boches, lance-t-elle sans arrêter de glisser les cartouches machinalement dans les boîtes.

Corine se concentre de nouveau sur son travail. Sans partager l'avis de Mary, elle la comprend, jusqu'à un certain point. La guerre a enlevé à sa collègue son fiancé et deux frères qui se sont enrôlés dans l'armée canadienne dès les premiers jours du conflit en 1914. De plus, l'Anglaise connaît plusieurs autres parents et amis, autant à Toronto qu'en Angleterre, qui ont perdu un ou même plusieurs êtres chers. Elle-même ne serait-elle pas pleine de haine et d'amertume si

Napoléon n'était pas revenu du front? «La soif de vengeance peut-elle jamais être étanchée? se demande Corine en son for intérieur. Sans doute pas plus qu'elle peut engendrer une paix durable.» Malgré la grisaille du mois de novembre, un vent d'espoir souffle dans l'air. Les écoles, les églises et les cinémas ont rouvert leurs portes. D'ailleurs, Napoléon a promis à Corine de l'emmener voir un film ce samedi. Or, le recul de la grippe ne suscite pas autant de fébrilité que les négociations d'un cessez-le-feu en cours en France. Tous et chacun attendent impatiemment la suite. Voilà quelques jours, le 7 novembre, une dépêche d'un journaliste envoyée de Brest avait laissé croire à la conclusion de l'armistice et à son entrée en vigueur à 14 h le jour même. Plusieurs milliers de gens au Canada et aux États-Unis avaient même commencé à fêter la fin des hostilités avant la publication du démenti officiel de la nouvelle.

Corine pousse un long bâillement et regarde l'horloge au mur. Les quarts de nuit demeurent toujours l'aspect le plus éprouvant de son emploi. Depuis quelques jours, ses pensées tournées vers l'avenir chassent celles des dernières années et même celles du présent.

Soudain, le cri strident et assourdissant de la sirène de l'usine fait sursauter la jeune femme et sa collègue. Elles restent perplexes comme tous les autres sur le plancher de l'usine. S'agit-il d'une urgence, d'un accident de travail, ou encore d'un incendie?

La sirène se tait et John Fergus, le gérant des opérations de nuit, sort des bureaux à l'étage. Un porte-voix à la main, il gesticule frénétiquement pour signaler aux travailleurs et travailleuses de se regrouper.

— Rassemblez-vous, vite! crie Fergus dans le porte-voix en essayant de se faire entendre malgré le vacarme des machines.

Les hommes et les femmes s'attroupent devant la passerelle d'où le gérant les interpelle.

— J'ai des nouvelles extraordinaires, hurle le jeune homme. À six heures du matin en France, un armistice a été conclu. Le cessez-le-feu entrera en vigueur à compter de onze heures, heure de l'Europe.

Le gérant reprend son souffle et regarde sa montre de poche.

— Cela signifie que dans, euh… dans deux heures et trente-huit minutes, soit à compter de cinq heures ce matin, la guerre sera finie!

Une explosion de joie, sans doute presque aussi bruyante que le serait la détonation de toutes les munitions contenues dans l'usine, éclate. Certains lâchent des cris extatiques, d'autres se mettent à faire de petites danses. Fergus, qui doit lutter contre son émoi pour venir à bout de parler, réclame le silence.

— Que Dieu garde le roi!

Le groupe de travailleurs répète le souhait et le gérant poursuit :

— Une fois toutes les munitions présentement en production placées en lieu sûr, l'administration vous autorise à quitter le travail pour aller célébrer la victoire de nos armées.

Une autre effusion d'allégresse, encore plus assourdissante que la précédente, fait vibrer les murs. Corine sent ses tympans éclater, mais elle s'en fout. Euphorique, elle retourne à son poste pour terminer l'empaquetage des dernières cartouches. Louise, une coéquipière francophone, arrive.

— Mon groupe a fini, alors je vais vous aider. Moi puis d'autres filles, on va se rendre sur la rue Yonge pour voir ce qui se passe. Allez-vous venir avec nous?

Corine répond par un oui enthousiaste mais Mary, sans doute malgré elle, pense Corine, secoue la tête négativement. Ses doigts serrent une cartouche et la placent posément dans une boîte. «Les blessures de guerre invisibles peuvent mutiler autant que les autres», constate Corine.

31.

À la sortie de l'usine, Corine et ses amies, toujours vêtues de leurs salopettes, remontent la rue Bay. Malgré la noirceur qui attend encore l'aube, la frénésie des gens qu'elles croisent dans la rue illumine leurs visages. Voilà à peine deux heures, vers 2 h 30, que les bureaux des services de télégraphes affichaient sur leur devanture l'annonce de la signature de l'armistice. La nouvelle s'est déjà propagée à la vitesse de l'éclair et suscite des réactions tapageuses. Tout d'abord, les sirènes d'usine résonnent dans la nuit, la dernière de la guerre, qui va se terminer juste un peu avant le lever du jour. Des carillons d'église viennent ajouter leurs voix à la mêlée, tout comme les sirènes de quelques camions de pompiers qui circulent joyeusement dans les rues.

Les Torontois, tirés de leur sommeil par ce tintamarre grandissant, en saisissent rapidement le sens et s'habillent négligemment à la hâte pour descendre dans la rue. Certains jettent tout simplement un manteau par-dessus leur pyjama avant de prendre la porte.

Parvenues à la rue Yonge, Corine et ses collègues restent bouche bée devant la kermesse qui s'improvise. À l'arrivée de soldats en uniforme, la foule entonne des chants patriotiques. La scène prend des allures de fête populaire où les participants s'emparent de tout ce qui leur tombe sous la main pour faire du bruit : chaudrons, pelles de charbon, cannettes et sifflets.

Tout à coup, Corine se sent soulevée par un mouvement rapide et, la seconde d'après, se trouve assise sur les épaules d'un soldat.

— Hourra! pour les *munitionnettes* qui nous ont aidés à gagner la guerre, crie un militaire.

La foule, encouragée par cette exclamation, pousse des hourras. Des pétards éclatent et, de sa position surélevée, Corine voit un feu de joie s'embraser au milieu de la rue. La jeune Franco-Torontoise ne reconnaît plus sa ville subitement sous l'emprise d'une ivresse débridée. Cependant, la situation lui inspire aussi de l'inquiétude : cette belle vague de bonheur désordonnée mènera-t-elle à des débordements? Cette préoccupation cède rapidement la place à une autre : comment joindre Napoléon pour qu'ils puissent vivre ce moment historique ensemble? Ils ne se retrouveront jamais dans cette mer humaine.

32.

— Levez-vous ! On va défiler dans la rue.

La clarté des lumières électriques qui viennent brusquement de s'allumer se heurte aux yeux encore lourds de sommeil du caporal Bouvier. Ils peinent pour faire le foyer sur la forme du sergent à l'entrée du dortoir de la caserne.

— Qu'est-ce qui se passe ? articule Napoléon d'une voix rauque.

Il redoute le pire : une autre manifestation devenue violente ?

— L'armistice est conclu.

Les camarades de Napoléon restent aussi hébétés que lui.

— Il y a déjà des milliers de gens en train de fêter dans les rues, poursuit le sergent. Nous allons défiler devant eux.

— Quelle heure est-il ?

La question vient du soldat à côté de Napoléon. Debout, et habillé uniquement de sa camisole et d'un sous-vêtement, le pauvre frissonne, car le dortoir est à peine chauffé en raison du manque de charbon, une conséquence de l'absentéisme provoqué par l'épidémie de grippe chez les travailleurs responsables de la production et de la livraison du combustible.

Le sergent consulte sa montre.

— Quatre heures quarante-sept. Dans treize minutes, il sera onze heures du matin en Europe et la guerre sera vraiment finie.

Un cri de joie parti du fond des tripes jaillit alors des gorges nouées d'émotion de ces hommes enfin complètement réveillés par cette nouvelle

La première guerre de Toronto

sensationnelle. Ce cri, refoulé depuis 1 567 jours de guerre, retentit avec la force d'une détonation de canon et fait vibrer les murs de la caserne.

«Les gars en Europe vont enfin pouvoir rentrer chez eux», songe Napoléon en s'habillant rapidement. Des souvenirs de ses derniers jours vécus outre-mer défilent dans sa tête. Il revoit les soldats descendant la passerelle du *Scotian* à Liverpool et entend les paroles qu'il a échangées avec un jeune camarade. «Comment se nommait-il encore? essaye-t-il de se rappeler, George... Je me demande où lui et tous les autres que j'ai croisés sont rendus? Ont-ils survécu à cette folie meurtrière?»

33.

Dix heures quarante-sept.

George Lawrence Price vient de noter l'heure sur le cadran de sa montre. Les prochaines minutes ne peuvent pas passer assez vite pour lui. Il vient de vivre les huit mois les plus misérables de son existence. Son visage ressemble à ceux de ces soldats hagards qu'il a croisés au moment de débarquer du bateau à Liverpool le 6 février dernier. Ses trois camarades, de l'autre côté d'un pont long de 300 verges*, lui font signe et il s'empresse de les rejoindre.

À l'aube, rien ne laissait deviner à Price et aux autres membres du 28ᵉ bataillon du Nord-

---

*Mesure du système impérial en vigueur à l'époque, une verge équivaut à un peu moins d'un mètre.

Ouest qu'il s'agissait du dernier matin de la guerre. Un officier leur en avait fait l'annonce. Pourtant, la journée s'est poursuivie comme presque toutes les autres depuis quatre ans, soit avec des échanges de coups de feu avec l'ennemi. Dans la nuit du 10 au 11 novembre, les soldats canadiens ont repris des Allemands la petite ville belge de Mons. Ce matin, ils continuent à chasser l'ennemi des zones en bordure de la ville. Ainsi, Price et ses trois frères d'armes de la compagnie A, après avoir essuyé des tirs d'une mitrailleuse allemande provenant d'une maison à Ville-sur-Haine, de l'autre côté du canal de Mons, se précipitent pour la déloger. Le soldat Goodmurphy, à la tête de leur troupe, ouvre la porte et pénètre dans la demeure occupée par l'ennemi. Price et les deux autres braquent leur fusil vers l'intérieur, prêts à faire feu.

— Ne tirez pas!

À l'intérieur, une famille terrifiée, Philippe Lenoir, sa femme et leurs deux jeunes enfants se blottissent contre le mur.

— Les Boches sont partis par la porte arrière, ajoute Lenoir, d'une voix qui craque de peur.

À côté de Price, le soldat Lacroix, un francophone, traduit rapidement pour les autres. Goodmurphy, sans baisser l'arme, fait une inspection sommaire des lieux pour confirmer que l'homme dit la vérité.

— Allons voir la maison à côté pour en avoir le cœur net, propose Goodmurphy.

Les trois autres lui emboîtent le pas, pénètrent dans le deuxième logement, y examinent l'intérieur et, satisfaits, retournent dans la rue.

Soudain, une détonation fend l'air et Goodmurphy, virant sur ses talons, reçoit le corps de Price qui s'écrase dans ses bras.

— Il est touché! hurle-t-il.

Lacroix vient l'aider à tirer le blessé rapidement jusqu'à l'intérieur de la maison des Lenoir. Les deux autres soldats, incapables de déceler la position du tireur, prennent refuge avec leurs camarades qui allongent Price sur la table de la cuisine. Une mare de sang tache son uniforme à la hauteur de la poitrine. Madame Lenoir la recouvre d'une serviette.

À la porte, un des soldats, s'écrie :

— Il y a une femme qui traverse la rue!

Alice Grotte, qui a suivi la scène depuis la fenêtre de sa cuisine, court aussi vite que ses jambes peuvent la porter sans penser au tireur qui pourrait la prendre comme cible. À bout de souffle, elle traverse le seuil de la demeure des Lenoir.

— Alice! s'exclame monsieur Lenoir.

La jeune femme, qui a des connaissances en premiers soins, s'approche de la table où le blessé pousse un long râle. Trop tard. Tristement, elle constate qu'il n'y avait plus rien à faire contre le pouvoir maléfique de la balle. En croisant les bras du mort sur sa poitrine, Alice remarque l'heure sur la montre-bracelet de l'infortuné Price.

Dix heures cinquante-huit.

À deux minutes de l'entrée en vigueur du cessez-le-feu, et à quarante-quatre jours de son vingt-sixième anniversaire de naissance, le Canadien, George Lawrence Price, est devenu le dernier soldat des troupes du Commonwealth à mourir pendant la Première Guerre mondiale, le dernier des 863 morts dans les armées sous le commandement du Royaume-Uni à tomber au cours du matin du 11 novembre et, enfin, le dernier des 60 000 Canadiens à mourir pour le roi et la patrie au champ d'honneur.

34.

Dès six heures du matin, des commerces au centre-ville de Toronto ouvrent leurs portes. En très peu de temps, les derniers sifflets, pétards et jouets destinés à faire du bruit sont vendus. Maintenant que la ville entière est bien réveillée, la kermesse prend encore plus d'ampleur.

Napoléon Bouvier se laisse emporter par ce courant euphorique. Malgré l'ouverture hâtive des magasins qui profitent de l'achalandage exceptionnel au centre-ville, il n'est pas question pour les bureaux, les usines ou les écoles de fonctionner normalement. La guerre est finie ! Le travail pourra attendre.

Les éditions du matin des grands quotidiens proclament en gros caractères la fin de la guerre. Les militaires se sont passé le mot : ils défileront en début d'après-midi après la proclamation du maire Church à l'hôtel de ville. Dans la clarté du jour naissant, l'étendue de la foule se révèle petit à petit. On ne parle plus de dizaines de milliers de fêtards, mais d'une armée de jubilation forte de deux cent mille Torontois qui investissent le centre-ville. Les rues sont tellement bondées de monde que certains montent sur les toits pour se déplacer en sautant d'un édifice à l'autre.

Napoléon cherche, sans grand espoir, deux visages familiers. Corine et Julie doivent se trouver dans cette marée humaine, se répète-t-il avec conviction. Mais comment les repérer ?

Il se résigne à déambuler à pas de tortue en direction de l'hôtel de ville. Sur le coup de midi, le soldat assiste à la proclamation officielle de la fin de la guerre par le maire Tommy Church, accoutré de son complet des grandes circonstances, devant l'hôtel de ville sous un gigantesque drapeau Union Jack. Ensuite, pendant de longues minutes, le tumulte de plusieurs milliers de voix crève les tympans comme une canonnade.

Tout au cours de l'après-midi, les restaurants restent pleins à craquer et la bière à deux pour cent coule à flots et se consomme avec un enthousiasme jamais vu depuis le début de la « tempérance » en Ontario.

Au moment d'intégrer le groupe d'hommes en uniforme kaki, Napoléon tressaute en reconnaissant un visage. Mais il ne s'agit pas de l'un de ceux qu'il cherche. Le faciès de la personne qui lui fait un signe de la main a une caractéristique inoubliable : la laideur. Un sourire crochu se forme sur ce visage aux parties recousues tant bien que mal et cicatrisées à jamais.

— Peterson ! Qu'est-ce que tu fais là ? T'as pas eu ton congé de l'hôpital et de l'armée ?

Bouvier donne une chaude poignée de main à son ami. Malgré sa surprise, il est sincèrement heureux de le retrouver.

— La victoire nous a coûté trop cher pour que je vous laisse la fêter tout seuls.

Dans les traits défigurés de Peterson, Napoléon lit sa fierté de revêtir son uniforme et de côtoyer ses frères d'armes de nouveau.

— On va défiler ensemble, propose Napoléon en indiquant une place dans une des rangées formées par les militaires.

— Tu veux pas être à côté de moi, proteste Peterson. Les belles jeunes femmes ne poseront pas leurs yeux sur toi si t'es...

— Oui, je sais, l'interrompt Napoléon, elles vont se pâmer devant ta tête de valeureux héros et ne regarderont pas plus loin. De toute façon, il y en a juste une que je veux qui me voie.

— Julie! s'exclame David.

L'évocation de l'infirmière désarçonne Napoléon. Il serait, en effet, très content de la voir en ce moment.

— Non, balbutie-t-il enfin, Corine, ma fiancée.

Les deux hommes se placent dans le rang et, quelques minutes après, la parade militaire se met en branle. Les rangées se dressent en une longue file qui traverse une dizaine de rues. Les bras ballants, le pas cadencé, les militaires avancent quatre de front sous les applaudissements des spectateurs. Dans l'esprit du caporal Bouvier, cette parade en évoque une autre, moins longue, au centre sportif voilà à peine trois mois. Aujourd'hui, il marche parmi ses confrères, dont certains ont méprisé, et méprisent sans doute toujours, les Canadiens français comme lui en raison de leur opposition à la conscription. «En fin de compte, tout ce débat autour de l'enrôlement obligatoire n'aura servi à rien, pense-t-il. Au moins, maintenant, plus personne ne sera obligé d'aller vivre les horreurs que j'ai connues.»

Le soldat s'abandonne au mouvement de la parade, se laisse absorber par le rythme du pas où il se fond comme une minuscule cellule dans un immense corps. Tout à coup, il entend son nom prononcé par une voix de femme et aperçoit Corine, en combinaison de travail, qui gesticule frénétiquement. Il sourit dans sa direction, mais n'ose pas quitter le rang. Corine essaye en vain de le suivre en se frayant un chemin à travers la foule et, finalement, lui crie de l'attendre à la fin du parcours du défilé.

Les militaires poursuivent leur parade et les pensées reprennent leur danse dans la tête de Napoléon. «Cette parade durera le temps d'une heure ou deux. Mais si les morts de la guerre et de la grippe défilaient ici à notre place, nous en aurions pour des jours et des jours à les regarder passer.» La mine du soldat, qui pense aux 10 000 Torontois morts à la guerre, se rembrunit.

35.

Le défilé aboutit à l'angle des rues Yonge et Dundas où les rangs se défont. Certains soldats partent, d'autres se mêlent à la foule. Peterson prend congé de son ami.

— J'habite avec ma sœur dans l'ouest de la ville et je lui ai dit que je ne rentrerais pas trop tard. *So long, Frenchy.*

Bouvier salue son ami et lui souhaite bonne chance. Il reste alors seul au milieu de la foule, toujours considérable. Avec la fin de l'après-midi, le soleil de novembre se prépare déjà à se coucher. Napoléon s'inquiète ; si Corine n'arrive pas bientôt, une fois la noirceur installée, il ne pourra pas la retrouver.

Un groupe au milieu de la rue allume un autre brasier. Napoléon scrute toujours la rue dans l'obscurité croissante quand une main se pose sur son épaule. Brusquement, il se retourne pour découvrir Corine et son sourire éclatant.

— C'est vraiment fini, Napoléon.

Sans répondre, il l'embrasse, la serre dans ses bras pendant de longues minutes. La jeune femme sent la chaleur du soldat à travers ses salopettes. Malgré sa fatigue énorme, l'adrénaline continue à la soutenir.

Près d'eux, le feu dans la rue grandit et ils s'en approchent pour se réchauffer. Encouragés par des vociférations bruyantes de la foule, quelques hommes se rendent dans une ruelle loin du brasier où se trouve un wagon de livraison sans son propriétaire. Ils tirent la voiturette en bois jusqu'au feu et s'en servent pour alimenter les flammes qui, bientôt, montent très haut. Comme un projecteur de théâtre, le brasier éclaire de sa lumière rouge les spectateurs impressionnés qui applaudissent et tapent des pieds.

Les langues de feu s'élancent de plus en plus haut et lèchent presque les fils du tramway au-dessus de la rue. D'autres fêtards roulent des barils jusqu'au feu et un autre homme ajoute même des cadres de fenêtre. La chaleur du brasier s'intensifie au point où les gens doivent s'en éloigner.

Tout à coup, un craquement sec retentit dans l'air. Une vitrine du magasin de chaussures Levy, le commerce le plus près du feu, vient de céder sous la chaleur intense. Quelques secondes après, une deuxième vitrine et ensuite une troisième éclatent en morceaux.

D'abord surpris, les gens autour du feu approuvent ce résultat imprévu de leur travail avec de nouveaux cris de joie. Quand la vitre de la porte du magasin se lézarde et se fracasse à son tour, un jeune larron s'écrie :

— Moi, j'ai besoin d'une nouvelle paire de chaussures.

Protégeant son visage avec son bras, il contourne le feu et pénètre dans le magasin en passant par le trou béant laissé par les morceaux tombés du panneau vitré de la porte. D'autres se mettent à l'imiter et, bientôt, des pillards entrent et sortent du commerce avec des chaussures et des bottes.

Napoléon prend Corine par le bras et l'éloigne de cette scène troublante.

— Je te raccompagne chez toi avant que ça se corse davantage ici, déclare-t-il quand ils arrivent à la rue Dundas. Demain, ce sera le début de la première journée de l'après-guerre et du retour à la vie normale.

Corine se blottit contre l'épaule de Napoléon et ajoute :

— Demain, ce sera enfin le début de l'avenir.

Le couple poursuit sa route en direction est et aboutit dans des rues tranquilles, loin de la foule désordonnée qui continue à manifester sa joie. Les deux partagent cet étrange sentiment de bonheur mêlé d'incertitude.

La guerre mondiale a officiellement pris fin mais, partout dans le monde, il se profile encore l'ombre d'un ennemi qui n'a pas conclu un cessez-le-feu et a donc toujours le champ libre pour faire d'autres victimes.

36.

Deux jours plus tard, quand Napoléon se présente à l'Hôpital militaire Spadina, il s'étonne de trouver une autre infirmière au poste de Julie.

— Elle est à l'Hôpital général depuis trois jours, lui annonce-t-elle tout bonnement.

— Julie a été affectée à un hôpital pour civils? demande Napoléon incrédule.

L'infirmière le dévisage comme s'il avait perdu la raison.

— Non. Elle y a été admise comme patiente, à l'aile pour les malades atteints de grippe.

Le soldat reste bouche bée. Julie aux prises avec la grippe espagnole? Pas maintenant que le fléau est en déroute et que même la guerre est finie!

Au pas de course, Napoléon se rend à l'Hôpital général où, dans le hall d'entrée, ses émotions et ses pensées le laissent momentanément désorienté. L'image du petit garçon qu'il a porté dans ses bras jusqu'à l'intérieur de cet établissement voilà à peine deux semaines le hante toujours. Il aurait le goût d'aller chercher Julie, de la prendre dans ses bras et de l'emmener ailleurs, n'importe où pour la mettre à l'écart de l'ennemi qui a osé l'attaquer.

Napoléon parvient enfin à l'aile réservée aux patients de la grippe. Une infirmière qui porte un masque écoute sa requête de voir la patiente Arsenault. Elle le prévient des risques.

— Je les connais bien, dit-il sèchement. Je travaille auprès des malades avec la grippe depuis plus d'un mois.

L'infirmière lui tend alors un masque enduit de formaldéhyde. Le nez du jeune homme hume l'odeur familière du désinfectant, si évocatrice de la peine, de la tragédie. Dans la salle, où seulement une dizaine des quarante lits sont occupés, le son des toux assaille les oreilles de Napoléon dont les mains se mettent à trembler. Au chevet de son amie, sa gorge se noue d'émotion.

— Julie, murmure-t-il en se laissant tomber dans la chaise à côté du lit.

La patiente enfiévrée porte un chiffon à sa bouche, tousse et ouvre les yeux. Derrière son masque et malgré son abattement extrême, Napoléon lui offre son plus beau sourire. En dépit de ses traits tirés et de son teint bleuâtre, la malade lui rend la faveur.

— On a gagné, Napoléon.

Cette déclaration abasourdit le soldat.

— Oui, la guerre est enfin finie. J'aurai mon congé de l'armée dans une semaine.

Julie pousse un râle et, au prix d'un grand effort, parle de nouveau.

— Nous avons battu la grippe.

Napoléon reste interloquée. Comment peut-elle parler de victoire quand elle lutte pour sa vie ? La malade tousse et crache du sang dans son mouchoir. Sur la table de chevet, Napoléon remarque une petite cuve où il trempe une débarbouillette dans de l'eau, l'essore et le porte au front brûlant de Julie.

— Tu vas guérir.

La malade fait un léger signe affirmatif de la tête.

— Et toi, tu es guéri, maintenant ?

Encore une fois, les propos de Julie laissent Napoléon perplexe. Tout à coup, il sent les doigts de la femme effleurer sa main droite.

— Tu vas reprendre la boxe ?

Si c'était Corine qui lui posait la question, il dirait non. Il prend la main de Julie dans la sienne et se bat contre son désir d'arracher son masque et de l'embrasser.

— Je t'aime, Julie.

Napoléon se sent à la fois content et désolé d'avoir prononcé la phrase qui vient de s'échapper de sa bouche.

— Je t'ai pas demandé ça, dit la malade d'une voix encore plus faible.

Napoléon a subitement l'impression que les yeux de Julie voient jusqu'au fond de ce cœur qu'il voudrait bien lui donner, du moins ce qu'il en reste.

— Oui, finit-il par chuchoter.

Julie sourit mais, la seconde d'après, se remet à tousser avec violence.

— Napoléon...

— Parle pas, Julie. Ménage tes forces.

Mais la malade persiste :

— Va demander à l'abbé Lussier de venir.

Incapable de masquer sa crainte, Napoléon balbutie :

— Tu ne peux pas...

— Non... Mais je vais me confesser quand même.

Julie ferme les yeux et s'endort. Napoléon se lève et se rend voir l'infirmière en poste. Avec son aide, il trouve un téléphone d'où il appelle au presbytère de l'église du Sacré-Cœur. Prévenu de la situation, Rodrigue Lussier n'hésite pas à laisser tout tomber pour se rendre au chevet de la malade.

Peu après, le prêtre, qui a même emprunté la voiture du curé Lamarche afin d'arriver le plus vite possible, trouve Napoléon assis à côté du lit de Julie. Quand le jeune homme se retourne pour l'accueillir, l'abbé constate avec amertume les larmes qui coulent sur son visage.

— C'est donc fini, murmure le prêtre tout doucement.

— Non, Monsieur l'abbé, pas vraiment. Même si Julie nous a laissés, la grippe, elle, est toujours parmi nous.

Incapable de contenir sa douleur, Napoléon quitte la salle en coup de vent, laissant le religieux seul pour prononcer devant Dieu, encore une fois, les mots qui confirment le triomphe de la grippe sur une autre de ses victimes.

Arrivé à l'extérieur de l'hôpital, Napoléon avale de grandes lampées d'air en ressassant ses derniers moments auprès de l'infirmière courageuse. « Oui, Julie, nous avons gagné, mais maintenant, pour moi, il n'y aura jamais de victoire.»

37.

Sur le quai de la gare Union, ils sont peu nombreux à lui faire un dernier adieu, car Julie n'a pas vécu assez longtemps à Toronto pour se lier d'amitié avec beaucoup de gens. Malgré lui, Napoléon fait le compte : Corine à ses côtés, le curé Lamarche et le vicaire Lussier, trois infirmières de l'Hôpital militaire Spadina. Le groupe de sept au total assiste au départ de l'infirmière gaspésienne qui retourne dans son village natal de Bonaventure.

Ce n'est pas un enterrement mais, en écoutant le curé Lamarche prononcer quelques prières à côté du cercueil que deux préposés se préparent à hisser dans un wagon de fret, Napoléon a l'impression d'assister à une mise en terre, pas de la dépouille de celle qui l'a tant inspiré, mais plutôt d'un pan important de son passé et d'un autre plus grand encore de son avenir changé à jamais.

Quelques minutes après, le cercueil repose dans le wagon et les portes se referment. Le train en partance vers l'est se met en branle. Corine sert le bras droit de Napoléon et, de sa main gauche, essuie une larme.

— La voilà en route pour chez elle.

Le petit cercle se disperse.

— Julie, c'est une grande héroïne, plus brave encore que tous les gars que j'ai rencontrés à la guerre, même les médaillés, déclare Napoléon.

Le maire Church aurait dû être ici pour lui dire merci et adieu.

Corine approuve son ami par un hochement de la tête tandis que le dernier wagon du train sort de leur champ de vision. Le couple traverse la gare et, une fois dehors, retrouve un soleil, plutôt timide en cet après-midi de la mi-novembre, mais réconfortant tout de même.

« Pauvre Julie, elle ne sera sans doute pas la dernière victime, songe Bouvier, mais probablement une des dernières. » Mince consolation. Dans la capitale ontarienne, on ne parle presque plus de la grippe espagnole. L'heure n'est pas encore aux bilans, même si, à l'échelle du pays, on finira par dénombrer cinquante mille morts de la grippe sur une population totale d'environ huit millions. Plus tard, on se rendra compte que plus d'un Canadien sur six a contracté la maladie et, qu'à Toronto, 260 000 personnes, soit la moitié de la population, en ont été atteintes.

Napoléon invite Corine à aller prendre un thé. Ils devaient faire une sortie au cinéma, mais ils n'ont pas le cœur à se divertir. Attablés l'un devant l'autre, ils restent silencieux pendant un long moment.

— Demain, c'est ma dernière journée dans l'armée.

— Et moi, ce sera ma dernière à l'usine.

Après avoir enfin rompu le silence, ils attendent la suite, comme ils l'espèrent depuis des mois. Cette longue attente les a transformés tous les deux.

— Je me suis loué une chambre sur la rue Queen. Je vais y habiter quelque temps.

— Je suis allée voir à l'école normale...

Corine hésite. Quand Napoléon entend le reste, il n'est pas vraiment surpris. À cause des circonstances exceptionnelles engendrées par la guerre et l'épidémie de grippe, l'école normale de Toronto a accepté Corine comme étudiante même s'il ne reste qu'un mois au premier semestre. Elle devra y mettre les bouchées doubles, mais la jeune Franco-Torontoise est convaincue de pouvoir se rattraper et ensuite compléter sa formation d'enseignante avec les autres en juin.

— Si c'est ce que tu veux vraiment, Corine, il faut que tu le fasses.

La future enseignante hoche la tête.

— Le curé Lamarche m'a promis de glisser un mot en ma faveur aux conseillers scolaires de l'école du Sacré-Cœur.

Napoléon sourit. « Elle a vraiment la vocation », reconnaît-il.

— Mais alors pour nous...

Corine n'ose pas aller au bout de sa phrase et exprimer la conséquence de sa démarche sur leur projet de mariage.

— Moi aussi, j'ai des décisions à prendre, dit tout simplement Napoléon.

Les doigts de sa main droite enserrent la tasse de thé en porcelaine avec une force qui pourrait facilement la fracasser. Il a répondu oui à Julie, mais, après tout ce qu'il a vécu, a-t-il vraiment le courage d'aller jusqu'au bout de ce chemin ardu et si incertain ?

PARTIE VI
Se battre à sa façon

38.

Le mardi 25 mars 1919

Dans l'éclairage sombre de sa petite chambre de pension, Napoléon Bouvier feuillette nerveusement le *Toronto Star* à la recherche du court article qui va sceller son destin. À la page six, le titre de l'éditorial attire son œil : «Octobre dernier, ce sombre mois».

Il se met à lire :

Parmi les 7 634 personnes qui sont mortes à Toronto l'an dernier, environ 2 700 de celles-ci ont été les victimes de la grippe espagnole et de la pneumonie, et de ce nombre, plus de 2 000 sont mortes au cours de «ce sombre mois» d'octobre dernier et au cours des deux mois suivants, au moment où l'épidémie de ces maladies a ravagé la ville.

Napoléon soupire. Toronto se relève d'un hiver particulièrement rude, marqué par un froid exceptionnel et le manque de charbon en raison des retards de production causés par la grippe. Au pire moment, les stocks avaient chuté de 50 000 tonnes par jour, de quoi chauffer 25 000 foyers pendant une semaine d'hiver. Tant de morts en si peu de temps. Le Québec et l'Ontario, les provinces les plus populeuses du pays, ont été les plus touchées. La première a connu 535 700 cas de grippe dont 13 880 ont été mortels, et la deuxième, 300 000 cas et 8 705 décès. Cependant, aux États-Unis, où une personne sur quatre a contracté la maladie, le bilan s'avère encore plus lourd, soit environ 600 000 morts, ou deux pour cent de la population totale.

Le jeune homme continue de chercher l'objet de sa quête ; il s'attarde un moment sur un autre article qui décrit les dernières négociations à la Conférence de paix de Paris. Depuis le 18 janvier, les représentants des vingt-sept puissances victorieuses de la guerre essayent de s'entendre sur les conditions d'un traité de paix à imposer à l'Allemagne. Cependant, les discussions achoppent sur les coûts des réparations à exiger aux vaincus et aux nouveaux tracés des frontières des pays transformés par la guerre. Et, là encore, on parle de la grippe espagnole : entre décembre et janvier, une troisième vague de la maladie a fait 3 000 victimes dans la capitale française.

Napoléon pousse un juron et passe aux pages suivantes. Dans la rubrique des sports, il trouve enfin l'objet de sa quête.

Demain soir, au centre sportif Connelly, on pourra assister au retour dans le ring du jeune Torontois, Frenchy Bouvier, dans son premier combat depuis septembre 1916. Il affrontera Ted Walsh de Montréal dans un match où ça risque de cogner dur compte tenu de la réputation de Walsh, bien connu pour sa combativité.

Fier, Napoléon place le journal bien en vue sur sa commode. Depuis quatre mois, il s'entraîne vigoureusement pour retrouver sa forme. Son entraîneur, Fred Bélanger, aurait préféré qu'il attende encore deux ou trois mois avant d'affronter un adversaire, surtout un boxeur de la trempe de Walsh qui ne ménage jamais ses opposants. Mais Bouvier n'a pas voulu reporter son retour dans la fosse aux lions. Ses économies fondent rapidement et il a besoin d'argent. D'ailleurs, le rapatriement et la démobilisation des combattants envoyés en Europe, conjugués à la fin des contrats de guerre, ont provoqué un resserrement du marché de l'emploi à Toronto. Et, même s'il pourrait y reprendre son ancien poste, le boxeur ne veut surtout pas retourner à la manufacture Gendron.

Napoléon relit les deux lignes à son sujet. C'est la première fois qu'il utilise son sobriquet « Frenchy » de façon officielle, une décision que Corine lui a reprochée. Or, maintenant, tous les anglophones le désignent ainsi, comme le faisaient ses camarades de l'armée. Même si c'est loin d'être original, ou encore élégant, ce sobriquet illustre très clairement ses origines et sa langue qui lui inspirent toujours une immense fierté.

Le boxeur regarde l'heure. Sa séance d'entraînement, sa dernière avant son combat, doit débuter bientôt. Au moment d'enfiler son manteau, il se demande si Corine tiendra parole car, malgré lui, il a peur de se sentir seul dans le ring le lendemain soir.

39.

La jeune femme à l'extérieur du centre sportif Connelly approche de l'édifice, se retourne pour repartir, mais finit par revenir et exécuter une étrange valse-hésitation. «Frenchy Bouvier», lit Corine en admirant la photo de Napoléon qui figure sur l'affiche annonçant le match de boxe déjà commencé à l'intérieur. Même si ce choix de «nom de guerre» déplaît à Corine, elle doit reconnaître que, dans la photo où l'on voit le visage du boxeur franco-ontarien avec les poings dans ses gants de boxe levés, il a belle allure. Toutefois, Corine n'a pas oublié la dernière fois qu'elle est venue voir Napoléon boxer et se donner corps et âme à sa passion. Ainsi, craintive et tourmentée, elle se sent incapable de respecter sa promesse à Napoléon. D'ailleurs, son temps serait mieux employé à faire ses travaux pour ses cours. Cependant, elle ne se résigne pas à partir.

«Il faut au moins que j'essaye, se dit-elle enfin. Je lui dois ça.» D'un geste déterminé, elle pousse la porte. Au guichet, elle récupère le billet laissé pour elle et pénètre dans l'aréna. Dès ses premiers pas dans l'amphithéâtre, le son des vociférations qui encouragent les boxeurs la fait trembler. Rapidement, elle se trouve un siège et tente de regarder le match. Dans le ring, Bouvier et Walsh s'échangent des coups, dansent l'un en face de l'autre.

— Envoie, Frenchy, cogne!

Corine aurait le goût de crier elle aussi pour dire à Napoléon d'arrêter avant de se blesser, car elle décèle du sang au-dessus de son œil droit.

— Danse, Napoléon. Éloigne-toi de sa droite.

Bouvier entend la voix de Fred Bélanger. Son entraîneur a raison, il doit éviter ou parer les coups redoutables de son opposant s'il espère en venir à bout. Comme toujours, la stratégie, si facile à articuler, s'avère difficile à mettre en pratique. Le poing de Walsh effleure son oreille gauche et y déclenche un sifflement irritant. La cloche annonçant la fin du deuxième round retentit bizarrement dans la tête de Napoléon. Soulagé d'avoir un moment de répit, le poids-mouche se réfugie dans son coin pour recevoir les soins et les avis de Bélanger. La fraîcheur de l'eau froide le ravigote, mais les paroles de Fred lui semblent déformées, comme si elles traversaient une brume épaisse.

— Il faut que tu l'obliges à prolonger sa droite, Nap. Ça le déstabilisera et tu pourras rappliquer sur sa gauche.

Le boxeur hoche la tête et jette un coup d'œil rapide dans les gradins. Il reconnaît quelques visages parmi ses supporteurs, des anciens soldats de son unité, des amis de la manufacture Gendron et même le comte Rochereau de la Sablière. « Il faut qu'elle soit là. » Depuis le début du match, Bouvier se répète ce souhait.

La cloche sonne de nouveau. Napoléon, en dépit de sa fatigue, bondit sur ses pieds, déterminé malgré tout à vaincre son adversaire. Sa tactique comporte d'énormes risques, car en attirant la puissante droite de Walsh, il s'expose au danger d'encaisser un coup susceptible de le mettre K.-O.

Le combat reprend. Walsh, un boxeur moins léger et gracieux que Bouvier, peut cependant compter sur ses bras et ses poings de fer. Le visage et le torse tuméfiés de Napoléon en témoignent. Devant Walsh, Bouvier ajuste la cadence de ses pas, déplace ses poings et sa tête en mouvements saccadés. Ses gants touchent ceux de Walsh qui bloquent ses tentatives de frappe. Il recule, laissant une ouverture du côté gauche de son visage où le gant de son rival se précipite vers son œil. Napoléon exécute sa manœuvre d'évitement.

Paf!

Bouvier a sauvé son œil, mais pas sa mâchoire que Walsh a frappée de plein fouet. Napoléon tombe et du sang s'échappe de sa bouche. Sa langue lèche une dent déplacée par la force de l'impact. Les hurlements de la foule montent d'un cran. Comme bon nombre d'autres spectateurs, Corine s'est levée. Un cri de frayeur a jailli de sa gorge. «J'en peux plus!» marmonne-t-elle en se ruant vers la sortie, les mains sur les oreilles pour bloquer le vacarme.

— ... deux, trois...

Couché sur le ventre, haletant, Napoléon entend le décompte de sa défaite, un son amorti comme des voix au loin par une soirée de neige.

Dehors, Corine se remplit les poumons de l'air tonique de cette nuit de printemps. Elle s'appuie contre le mur pendant quelques secondes et reprend son souffle. Elle devra avouer à Napoléon qu'elle a dû l'abandonner. Peut-être aurait-elle pu être sa femme, mais jamais son infirmière. Sa vocation, c'est l'enseignement, assurer l'éducation des petits Canadiens français de sa ville anglophone qui ont besoin d'elle pour avoir au moins une chance de conserver leur langue et leur culture dans ce milieu où ils sont si peu et les autres si nombreux, dans cette province où il faut lutter contre le Règlement 17 et l'interdiction du français dans les écoles des Franco-Ontariens. Elle va se battre, tout comme Napoléon, mais à sa façon. Le ring pour elle, ce sera la salle de classe. Cela, Napoléon le comprendra. Lui, autant qu'elle, doit poursuivre son destin, même si c'est au prix de renoncer à cheminer ensemble. Corine le voit bien et l'accepte, malgré sa peine.

Une dernière grande respiration et, d'un pas ferme, elle se met à marcher, seule, mais certaine d'être dans la bonne voie — la sienne.

40.

— ... six, sept...

« Il faut gagner, Napoléon. »

Le boxeur sent à ce moment précis, sans le moindre doute, sa présence. « Elle est là! » s'exclame sa voix intérieure. Napoléon parvient alors à se monter d'abord sur un genou et ensuite, avec un grand effort, sur ses deux pieds. L'arbitre, qui se préparait à prononcer le chiffre dix arrête son décompte. Des encouragements parviennent aux oreilles de Bouvier qui se secoue la tête, crache du sang et fait signe à l'arbitre : il n'abandonne pas la partie.

Le boxeur dévisage Walsh en laissant transparaître de la faiblesse, du désarroi. Mais, en dedans de lui, il sent monter un torrent de force et de confiance. « Tu penses que tu peux m'achever facilement, songe Napoléon, alors, viens me chercher. »

Dès que l'arbitre recule, Walsh se rue sur son adversaire, déterminé à pousser son avantage au bout. Napoléon feint de céder, de tomber en mode défensif, et se protège le visage avec ses gants. Son adversaire, frustré, s'essouffle à lui asséner une succession de coups dans le tronc.

« À ton tour de jouer, Napoléon. » Le Franco-Ontarien s'anime subitement et décoche quelques coups rapides vers le visage de son rival qui les pare facilement. Walsh, voyant enfin l'ouverture qu'il cherche, lance sa redoutable droite vers le nez de Napoléon. Rapide comme l'éclair, Bouvier déplace sa tête et le coup de poing aboutit dans le vide. Légèrement déséquilibré, Walsh n'a pas le temps de se repositionner et d'éviter la droite de Napoléon qui le percute en plein visage. Avant même qu'il puisse ressentir la douleur, une vague de trois autres coups le fait vaciller. Un grognement s'échappe des lèvres du boxeur juste au moment où une dernière droite lui fait perdre connaissance.

Bouvier sautille de joie en voyant son adversaire s'écraser. Le délire gagne la foule tandis que l'arbitre entame le décompte même s'il est évident que le pugiliste ne se relèvera pas sans aide. En entendant le chiffre dix, Napoléon lève les bras en signe de victoire. Il n'a plus besoin de la chercher, il sait qu'elle est là, tout autour et tout en dedans de lui. Il la remercie. «On a gagné, Julie!»

Au microphone, le présentateur annonce le nom du vainqueur.

— Napoléon Frenchy Bouvier, par K.-O.

«Avec Julie Arsenault», ajoute le boxeur dans sa tête en brandissant son poing droit dans les airs. Maintenant, il sait que peu importe ce que lui réserve l'avenir, il ne se battra jamais seul.

Notes de l'auteur

1) Les propos à la page 64 sont une citation exacte d'un discours prononcé par un orateur, un militaire, lors de la convention *Win-the-War* qui a eu lieu à Toronto le 2 août 1917. Ce discours est reproduit dans *Our Glory and Our Grief : Torontonians and the Great War* de Ian Hugh Maclean Miller, Toronto, University of Toronto Press, 2001, p. 139-140.

2) La scène de la page 66 s'inspire d'un incident réel arrivé sur un tramway à Toronto à cette époque et rapporté par le journaliste franco-ontarien, Fulgence Charpentier, dans *Fulgence Charpentier, 1897-2001 : la mémoire du xxe siècle* de François-Xavier Simard et de Denyse Garneau, Ottawa, Éditions du Vermillon, 2007, p. 97-98.

3) Page 85 : Le jeune Roland Michener est un personnage réel (1900-1991). Avocat et politicien, il occupera la fonction de Gouverneur général du Canada de 1967 à 1974. Jeune recrue dans la R.A.F, il se trouve à Toronto et travaille à l'Hôpital de la base de

la R.A.F en septembre et octobre 1918, une expérience qu'il raconte avec humour dans l'avant-propos du livre de Eileen Pettigrew, *The silent enemy : Canada and the deadly flu of 1918* (Western Producer Prairie Books, Saskatoon, 1983).

4) La citation qui figure à la page 96 est tirée d'un article de l'édition du 2 octobre 1918 du *Toronto Star*, p. 18.

5) La citation qui figure à la page 121 est tirée d'un article de l'édition du 29 octobre 1918 du *Toronto Star*, p. 2.

6) La plupart des détails de la triste fin du caporal George Price racontée à la page 137 sont vrais. Il a été, effectivement, le dernier soldat à mourir le 11 novembre 1918 du côté des alliés britanniques, et ce, deux minutes avant le cessez-le-feu.

7) La citation qui figure à la page 153 est tirée de l'éditorial de l'édition du 25 mars 1919 du *Toronto Star*.

Biographie de l'auteur

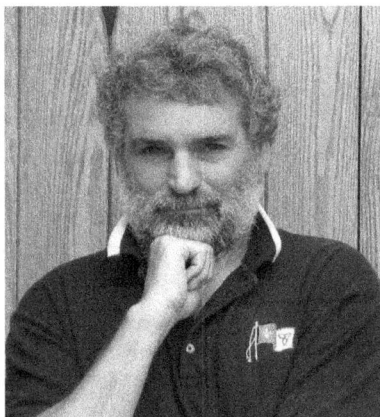

Tout comme son héros, Napoléon Bouvier, Daniel Marchildon est Franco-Ontarien de souche. Il n'est toutefois ni boxeur, ni soldat, mais depuis une trentaine d'années, il lutte pour la littérature d'ici. Né à Penetanguishene, en Ontario, il habite toujours dans sa région natale de la Huronie, soit à Lafontaine, à 160 km au nord de Toronto.

Contrairement à certains de ses personnages, il a toujours su ce qu'il voulait faire dans la vie. Dès l'âge de 12 ans, il a la piqûre des mots et entreprend la rédaction d'un roman qu'il n'a jamais terminé. Son seul regret : l'avoir brûlé.

En 1983, il obtient un baccalauréat en traduction avec concentration en lettres françaises à l'Université d'Ottawa. Ensuite, il devient écrivain et rédacteur pigiste. Son œuvre compte une vingtaine de publications, dont sept romans pour jeunes et trois, pour grand public, des ouvrages historiques et des scénarios pour la télévision et le cinéma. Il a également fait paraître des nouvelles littéraires, des articles et des critiques, entre autres dans les revues *Quad9*, *Virages*, *Liaison* et *Imagine*, ainsi que des textes historiques et de fiction pour l'alphabétisation populaire.

Un véritable passionné d'histoire, déjà, en 1982, il personnifiait pendant 42 jours le prêtre jésuite Gabriel Lalemant dans une reconstitution historique d'un voyage de 1 600 km en canot de la ville de Québec jusqu'au site historique Sainte-Marie-au-pays-des-Hurons, en Ontario. Entre 1985 et 1990, il interprétait le personnage d'Étienne Brûlé, le premier francophone à habiter dans la Huronie en 1610.

Dans son œuvre, il aborde des thèmes qui lui sont chers : la quête de l'identité en contexte minoritaire, le métissage, la petite et la grande histoire, le tout avec humour et justesse. Inspiré à la fois par la beauté de sa région natale et par son riche patrimoine, il adore construire des univers fictifs passionnants.

Sa production, profondément ancrée dans l'imaginaire collectif franco-ontarien, connaît du succès sur la scène littéraire. En 2009, le Conseil supérieur de la langue française du Québec lui décernait le Prix Émile-Ollivier pour *L'eau de vie (Uisge beatha)*, une saga familiale entremêlant la fascinante odyssée du scotch à l'étonnant récit de la vie côtière dans la baie Georgienne. Son roman, *Le pari des Maple Leafs*, s'est classé au Palmarès de Communication-jeunesse et a fait l'objet d'une adaptation de 26 minutes pour la télévision, diffusée à TFO en 2002 dans la série Télé Litté. Enfin, en 1989, son premier roman, *Le secret de l'île Beausoleil*, obtenait le prix de littérature-jeunesse Cécile-Rouleau de l'ACELF.

Certains de ses romans sont étudiés dans le milieu scolaire, où il anime divers ateliers de création littéraire et d'écriture journalistique pour enfants et adolescents. Lors de ses rencontres avec le jeune public, il met l'accent sur la nécessité de «vaincre la paresse du lecteur» et le plaisir de «faire de l'art visuel avec les mots».

Récipiendaire de plusieurs bourses de création littéraire du Conseil des arts de l'Ontario, il est membre de l'Association des auteures et auteurs de l'Ontario français, de l'Union des écrivaines et des écrivains québécois et de la Société des auteurs de radio, télévision et cinéma.

«Avec ou sans raison, mais toujours avec passion.» Telle est la devise qui inspire Daniel Marchildon.

Table des matières

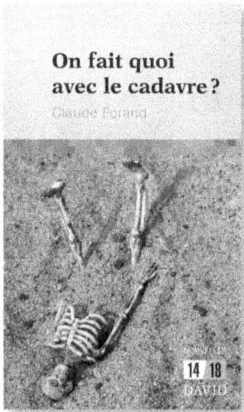

On fait quoi avec le cadavre ?

Nouvelles de
Claude Forand

Que feriez-vous si, en ouvrant le coffre d'une voiture, vous y découvriez un... cadavre ?

Que feriez-vous si vous appreniez que les hommes tatoués qui rénovent la maison de vos parents sont... d'anciens criminels ?

Que feriez-vous si on vous donnait l'occasion d'assister à vos propres... funérailles ?

Certains n'hésitent pas à franchir un seuil au-delà duquel la vie, ou parfois la mort, prend une tournure imprévue... Les personnages de ce recueil, le tueur professionnel, le voleur inexpérimenté, le justicier, le détraqué ou le fauché, ne connaissent pas cette limite et plongent tête première dans ce genre de situations toutes plus cocasses les unes que les autres.

Après son grand succès, *Ainsi parle le Saigneur* (Prix des lecteurs 15-18 ans Radio-Canada et Centre FORA 2008), Claude Forand propose ici treize nouvelles qui plairont aux amateurs d'histoires drôles et insolites.

ISBN 978-2-89597-110-8 — 168 p. — 14,95 $

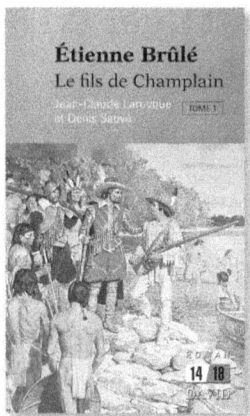

Étienne Brûlé
Le fils de Champlain

TOME 1

Roman historique de
Jean-Claude Larocque et
Denis Sauvé

En 1608, Étienne Brûlé, âgé d'à peine 15 ans, embarque à Honfleur, en France, sur un navire, le *Don de Dieu*, avec à son bord nul autre que Samuel de Champlain. Destination : la Nouvelle-France. Très tôt, il deviendra le «fils spirituel» du célèbre explorateur. Étienne livrera bataille à ses côtés et l'impressionnera au point où Champlain lui confiera la délicate mission de rester tout un hiver auprès des Montagnais. Le jeune aventurier se liera d'amitié avec eux, apprendra leur langue, rencontrera la belle Shaîna, sera témoin de tortures et combattra les «Yroquois».

En ce 400e anniversaire de la présence française en Ontario, Jean-Claude Larocque et Denis Sauvé présentent ici le premier d'une série de trois récits captivants sur les péripéties et les exploits d'Étienne Brûlé, ce véritable héros canadien-français, surnommé à juste titre le «Champlain de l'Ontario».

ISBN 978-2-89597-119-1 — 136 p. — 14,95 $

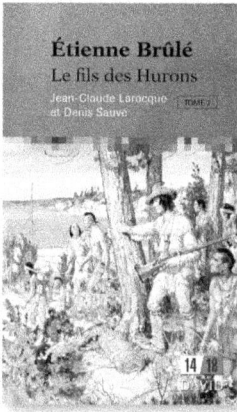

Étienne Brûlé
Le fils des Hurons

TOME 2

Roman historique de
Jean-Claude Larocque et
Denis Sauvé

Dans le deuxième tome, on voit Étienne fouler et découvrir le sol de nombreux territoires ontariens, de la rivière des Outaouais jusqu'aux Grands Lacs canadiens (Ontario, Supérieur et Érié). Au cours de ses pérégrinations à travers le pays de la Huronie, cet authentique coureur des bois ne cessera d'exercer ses talents d'interprète auprès des Premières Nations.

Tout au long de sa vie, Étienne Brûlé aura été confronté à des défis rocambolesques. Le troisième tome abordera notamment les conflits entre notre aventurier et la mère-patrie tout en révélant la fin tragique que le destin lui a réservée.

Parution en octobre 2010
ISBN 978-2-89597-130-6 — 14,95 $

Photographie de la couverture :
le boxeur William P. Davies (source : cyberboxingzone.com)
et le Camp Funston, au Kansas (source : National Museum
of Health & Medicine)
Photographie de l'auteur : Micheline Marchand
Maquette et mise en pages : Anne-Marie Berthiaume
Révision : Frèdelin Leroux

www.ingramcontent.com/pod-product-compliance
Lightning Source LLC
Chambersburg PA
CBHW060028210326
41520CB00009B/1042